Préparation aux Épreuves Classantes Nationales

50 DOSSIERS

TRANSVERSAUX
100 % TYPÉS ECN
CORRIGÉS DÉTAILLÉS

Collection dirigée
par Baptiste Coustet

Rhumatologie

4e édition

Baptiste Coustet

de boeck estem

Éditions DE BOECK-ESTEM
DE BOECK DIFFUSION
2 ter, rue des Chantiers - 75005 Paris
Tél. : 01 72 36 41 60 – Fax : 01 72 36 41 70
E-mail : info@estem.fr

www.estem.fr

L'auteur

Baptiste Coustet est conférencier et rhumatologue. Il est également l'auteur d'un ouvrage de sémiologie médicale et correcteur des annales des ECN.

Remerciements
À Lisa.

Au service de rhumatologie Bichat : Pr Dieudé, Dr Palazzo.
Au service de rhumatologie Lariboisière : Pr Bardin, Pr Lioté, Pr Orcel, Pr Richette, Dr Frazier, Dr Funck-Brentano.
Au service de rhumatologie A Cochin : Pr Allanore, Dr Wipff, Dr Avouac, Dr Payet.
Au service de rhumatologie Ambroise Paré : Pr Le Parc.
Au service de médecine du sport Avicenne : Pr Thoreux, Pr Richalet, Dr Lhuissier.

À ceux qui transmettent leurs connaissances tous les jours à leurs externes :
Dr Cambon-Palazzo, Dr Chauffier, Dr de Lallande, Dr Paule, Dr de Panaffieu, Dr Ponsoye...

Et surtout aux externes indispensables et toujours très aidants à mes côtés, bonne chance à vous.

ISBN : 978-2-84371-607-2

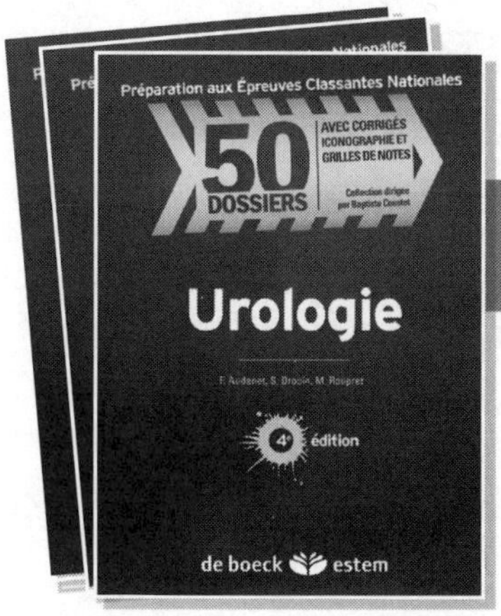

Retrouvez les autres titres de la collection

Cancérologie et hématologie

Cardiologie

Dermatologie et vénéréologie

Dossiers transversaux

Endocrinologie

Gynécologie — Obstétrique

Handicap — Vieillissement — Douleur

Hépatologie et Gastro-entérologie

Maladies infectieuses

Neurologie

Ophtalmologie

ORL — Stomatologie — Maxillo-facial

Orthopédie — Traumatologie

Pédiatrie

Pneumologie

Psychiatrie et pédopsychiatrie

Santé publique — Médecine du travail, légale, sociale — Éthique

Urgences — Réanimation

Urologie

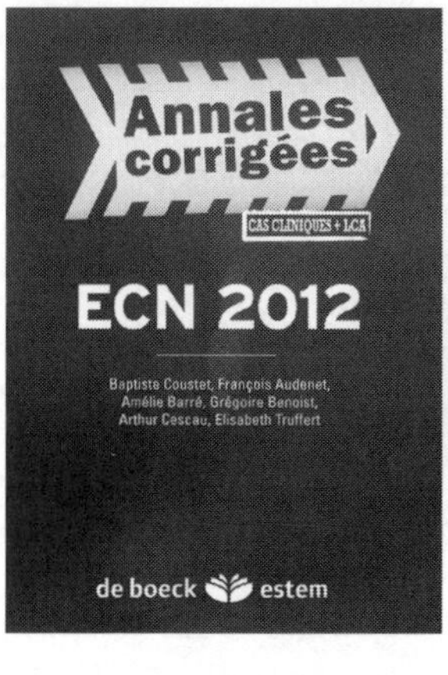

Et chaque année, retrouvez les annales corrigées des ECN

Préface

« *J'essaie toujours de faire ce que je ne sais pas faire,*
c'est ainsi que j'espère apprendre à le faire. »

Picasso

Chers étudiants qui préparez les ECN,

Voici la nouvelle collection **« 50 dossiers »**, toujours en mouvement pour s'adapter aux évolutions des cas cliniques sur lesquels vous serez évalués.

Après quelques années de recul, certaines priorités peuvent être dégagées de ce que l'on attend de vous. Ainsi, coller à la réalité, savoir ce qui est urgent et/ou grave, connaître la conduite à tenir, **hiérarchiser** vos diagnostics et traitements sont des points essentiels. De même, il est impératif, depuis la réforme des ECN, de comprendre les enjeux d'une maladie, de raisonner logiquement et de percevoir le malade dans sa globalité.

Cette collection vise à vous préparer à ces exigences. Les sujets sont bien souvent simples et la sélection se fait en majorité sur des erreurs d' « inattention » ou des oublis ainsi que sur votre rapidité. Les « **première lecture et réflexes** », la cotation détaillée et les précieux « **conseils du conférencier** » vous aideront à distinguer les priorités, à systématiser votre raisonnement et à répondre rapidement sans rien oublier. La mise en évidence des **mots-clés** vous permettra quant à elle de faire le tri dans la somme de connaissances requises.

Les **références aux conférences de consensus** et aux recommandations sont précisées pour vous permettre de retrouver les informations consensuelles utilisées pour les corrections.

Les « 50 dossiers » s'adaptent à votre évolution : ils présentent des dossiers pédagogiques, classiques en DCEM 2 puis progressivement étoffés et transversaux, disposés par **ordre croissant de difficulté** de * à ***. La collection évolue également en privilégiant **les sujets « tombables » :** les cas les plus typiquement tombables en l'état aux ECN ont été insérés en fin d'ouvrage.

Ne négligez pas la **sémiologie**. C'est une manière indirecte d'estimer votre capacité à appréhender de façon « pratique » le malade. L'externat est dense, long et vous progresserez sans cesse. Surtout, entraînez-vous afin de gagner en rapidité et de développer des automatismes.

Et soyez ouverts à toutes connaissances, peu sont superflues. L'aphorisme « on ne trouve que ce que l'on cherche et on ne cherche que ce que l'on connaît » se rappellera toujours à vous.

Soyez constants dans l'effort et bonne chance !

Le directeur de collection
Baptiste Coustet

Liste des abréviations

AEG : altération de l'état général
AIAP : arthrose interapophysaire postérieure
AINS : anti-inflammatoires non stéroïdiens
ANCA : anticorps anticytoplasme des polynucléaires neutrophiles
ANSM : agence nationale de sécurité du médicament (ex-AFSSAPS)
ARS : agence régionale de santé (ex-DRASS)
ASLO : anticorps antistreptolysine O
ASP : abdomen sans préparation
ATCD : antécédents
AVC : accident vasculaire cérébral
AVK : anti-vitamine K
BAAR : bacilles acido-alcoolo-résistants (BK)
BASDAI : *Bath Ankylosing Spondylitis Disease Activity Index*
BASFI : *Bath Ankylosing Spondylitis Functionnal Index*
BAT : biopsie d'artère temporale
BGSA : biopsie des glandes salivaires accessoires
BK : bacille de Koch
BU : bandelette urinaire
Ca : calcémie
CI : contre-indication
CL : chlorémie
CLAT : centre de lutte antituberculose
CMV : cytomégalovirus
Créat. : créatininémie
CRP : *C-réactive Protéine*
DAS : *disease activity score*
DMO : densité minérale osseuse
EBV : *Epstein Barr Virus*
ECBC : examen cytobactériologique des crachats
ECBU : examen cytobactériologique des urines
ECG : électrocardiogramme
EDTA : *ethylene diamine tetraacetic acid*
EMG : électromyogramme
EPP : électrophorèse des protides plasmatiques
ESA : extrasystoles auriculaires
ESV : extrasystoles ventriculaires
ETP : éducation thérapeutique du patient
F : face
FAN : facteur antinucléaire
FC : fréquence cardiaque
FOGD : fibroscopie œso-gastro-duodénale
GB : globules blancs
GNRP : glomérulonéphrite rapidement progressive
HAS : Haute autorité de Santé (ex-ANAES)
HAQ : *Health Assessment Questionnaire*
Hb : hémoglobinémie
HBPM : héparine de bas poids moléculaire
HDM : histoire de la maladie
Ht : hématocrite
HTA : hypertension artérielle
IAF : indice algofonctionnel
IDM : infarctus du myocarde
IDR : intra-dermo-réaction
IEC : inhibiteur de l'enzyme de conversion
IM : intramusculaire
IMC : indice de masse corporelle
INR : *international normalized ratio*
InVS : institut de veille sanitaire
IPD : interphalangienne distale
IPP : interphalangienne proximale
IRM : imagerie par résonance magnétique
IV : intraveineux
IVL : intraveineuse lente
K : kaliémie
LEAD : lupus érythémateux aigu disséminé
MCP : métacarpo-phalangienne
MTP : métatarso-phalangienne
N : valeur normale
Na : natrémie
NC : non coté
NFS : numération de formule sanguine
ONA : ostéonécrose aseptique
P : profil
Pt : protidémie
PA : paquets année ou pression artérielle
PAL : phosphatases alcalines
PBDV : ponction biopsie disco-vertébrale
PCR : *polymerase chain reaction*
PLA : ponction de liquide articulaire
Plq : plaquettes
PMZ : pas mis zéro
PNN : polynucléaires neutrophiles
PPCD : pyrophosphate de calcium dihydraté
PPR : pseudopolyarthrite rhizomélique
PPS : protocole personnalisé de soins
PR : polyarthrite rhumatoïde
PTH : parathormone
RA : réserve alcaline
RAA : rhumatisme articulaire aigu
RAI : recherche d'agglutinines irrégulières
RGO : reflux gastro-œsophagien
SAPL : syndrome des antiphospholipides
SC : sous-cutané
SLEDAI : *Systemic Lupus Erythematosus Disease Activity Index*
SPA : spondylarthrite ankylosante
T° : température
TA : tension artérielle
TCA : temps de céphaline activée
TCK : temps de céphaline kaolin
TDM : tomodensitométrie
TP : taux de prothrombine
TR : toucher rectal
VIH : virus de l'immunodéficience humaine
VS : vitesse de sédimentation

Sommaire

Sommaire par items

Dossier n° 1

Départ à l'arthrite

★

Énoncé

Vous recevez aux urgences une femme de 63 ans pour une impotence fonctionnelle du membre inférieur droit depuis 12 heures.

Les constantes prises par l'infirmière d'accueil sont :

T° : 39,1 °C ; TA : 165/102 mmHg ; FC : 105 bpm ; SpO_2 = 93 % en air ambiant ; Hémoglucotest : 1,86 g/L.

Le relevé des antécédents retrouve : un diabète non insulino-dépendant avec dernière HbA1c à 8 %, une gonarthrose tricompartimentale bilatérale, un tabagisme actif à 25 paquets-années, une consommation d'alcool chronique et une bronchite chronique obstructive.

L'histoire récente retrouve l'apparition de douleurs la veille au soir, sans facteur déclenchant traumatique. Les douleurs se sont accentuées la nuit, empêchant le sommeil avec de nombreux épisodes de frissons. Elle vous rapporte une infiltration de dérivés cortisonés dans le genou droit il y a 48 heures.

À l'examen physique, vous retrouvez une impotence fonctionnelle totale sans appui possible sur le membre inférieur droit, un genou volumineux, rouge et chaud avec un choc rotulien. Les mobilités sont impossibles à déterminer devant la vive douleur déclenchée. Le reste de votre examen est sans particularité en dehors de discrets ronchus bilatéraux.

? Questions

1. Quels sont les 2 diagnostics à évoquer ? Quel est le plus probable ? Argumentez.
2. Quels examens complémentaires réalisez-vous ?
3. Débutez-vous un traitement antibiotique ? Détaillez.
4. Quel est le reste de votre traitement (sans la surveillance) ?
5. Quelle est votre surveillance ?
6. Quels sont les critères de guérison de la maladie ?

Première lecture et réflexes

- Terrain alcoolo-tabagique : prévention du syndrome de sevrage et des complications carentielles, aide au sevrage, conseil minimal, bilan des complications, mauvaise observance, risque infectieux. En rhumatologie : rhumatisme psoriasique, goutte, infections et PR pour le tabagisme.
- Nombreux FR cardiovasculaires : réaliser un bilan des atteintes, préciser les objectifs de prévention (chiffrés).
- Fièvre : bilan infectieux, recherche et traitement de la porte d'entrée. Traitement probabiliste seulement si signes de gravité.
- Épanchement articulaire ponctionnable = ponction de liquide articulaire (PLA) et analyse macroscopique, cytologique, bactériologique et recherche de microcristaux.

Réponses

1. Quels sont les 2 diagnostics à évoquer ? Quel est le plus probable ? Argumentez. *(15)*

■ 2 diagnostics :
– **monoarthrite aiguë** *2*
  • septique *1*
  • du genou droit *1*
  • iatrogène *1*
  • à germe d'inoculation directe *1*
  • probablement à staphylocoque doré coagulase + ... *NC*
– arthrite secondaire à la précipitation du **dérivé cortisoné** *1*

■ Arguments pour le diagnostic le plus probable : arthrite septique : *1*
– **terrain** : .... *NC*
  • diabète mal équilibré *1*
  • alcoolisme chronique *1*
  • BPCO .... *NC*
  • arthrose .... *NC*
– anamnèse :
  • infiltration de corticoïdes intra-articulaires avec **intervalle libre de 48 h** *1*
  • le caractère aigu et le mode de contamination plaident en faveur d'un **staphylocoque doré** *1*
– clinique :
  • **sepsis** (fièvre, frissons) *1*
  • inflammation mono-articulaire aiguë du genou droit .... *NC*
  • horaire inflammatoire, insomniant de la douleur *1*
  • épanchement articulaire du genou, tuméfaction périarticulaire *1*

---

2. Quels examens complémentaires réalisez-vous ? *(20)*

■ Bactériologie : *1*
– **ponction articulaire** du **genou droit (PMZ)** *2*
– analyse **macroscopique** : *1*
  • **cytologique** *1*
  • recherche de **microcristaux** *1*
  • recherche de **germes** au direct (coloration de Gram) : *1*
    - et en culture *1*
    - avec antibiogramme *1*
– **hémocultures** systématiques au nombre de 3 à 6 avant initiation de l'antibiothérapie *1*

- Bilan inflammatoire : *1*
- NFS, VS, CRP, électrophorèse des protéines sériques *2*

- **Bilan radiographique** : *1*
- genoux de face (en charge si possible) sur la même plaque et de profil *1*
- thorax de face *1*

- **Bilan du terrain** : *1*
- **glycémie**, ionogramme sanguin, urée, créatinine *1*
- bilan hépatique, TP/TCA avant ponction articulaire *1*
- **BU (PMZ)** *1*

---

3. Débutez-vous un traitement antibiotique ? Détaillez. ***(15)***

- **Oui** : *1*

- Antibiothérapie *1*
- **en urgence** *1*
- **après prélèvements bactériologiques** *1*
- **bithérapie** *1*
  - synergique .... *NC*
  - et bactéricide .... *NC*
  - parentérale **(PMZ)** *2*
  - en intraveineuse durant 3 semaines .... *NC*
- **probabiliste** *0,5*
  - dirigée contre le staphylocoque doré *0,5*
  - à adapter secondairement au germe
    - et à l'antibiogramme *1*
- **bonne pénétration osseuse** souhaitée .... *NC*
- **bêta-lactamines** : pénicilline M : oxacilline (Bristopen®), 100 mkj en 3 fois, IVL *2*
- aminosides : nétilmicine (Nétromycine®), 6 mkj en 2 fois, IVL *2*
- relais *per os* après au moins 3 semaines de traitement : synergistine, pristinamycine (Pyostacine®) *1*
- durée totale : 3 mois *1*

---

4. Quel est le reste de votre traitement (sans la surveillance) ? ***(15)***

- Hospitalisation *2*
- **Urgence thérapeutique** *2*
- Ponctions évacuatrices faites régulièrement selon l'évolution clinique *1*
- **Immobilisation** : repos au lit, attelle plâtrée *2*
- Antalgiques *2*
- **Prévention des complications thrombo-emboliques** (HBPM) *1*
- **Kinésithérapie** : rééducation avec contractions isométriques puis mobilisation passive sans appui puis mobilisation active en décharge *2*
- **Équilibration du diabète** *1*
- **Prévention du sevrage alcoolique** *1*
- Kinésithérapie respiratoire *1*

5. Quelle est votre surveillance ? *(20)*

- Clinique : ... *1*
  - **température** ... *2*
  - **épanchement du genou**, choc rotulien, signes d'inflammation locale ... *2*
  - EVA, douleur, mobilisation passive et active ... *2*
  - amyotrophie ... *2*
  - signes de pré-delirium tremens **(score de Cushman)** ... *2*
  - **complications de décubitus** (mollets, peau…) ... *2*
- Biologie : ... *1*
  - NFS, VS, **dextro post-prandiaux** et glycémie ... *2*
  - **ponctions articulaires** régulières avec analyse cyto-bactériologique (à discuter) ... *2*
- **Radiographies** standard des genoux à 1, 3 et 6 mois ... *2*

6. Quels sont les critères de guérison de la maladie ? *(15)*

- Clinique : ... *NC*
  - apyrexie stable pendant 15 jours ... *2*
  - disparition des signes locaux ... *2*
  - disparition de la douleur ... *2*
- Biologie : ... *NC*
  - normalisation de la CRP-VS ... *2*
  - normalisation de la NFS ... *2*
- Bactériologie : ... *NC*
  - négativation des hémocultures ... *2*
  - stérilisation des ponctions articulaires ... *2*
- Radiographies : condensation sous-chondrale (apparition plus tardive) ... *1*

Conseils du conférencier

→ *Dossier classique d'arthrite septique au décours d'un geste.*

→ *Diagnostic différentiel rare : réaction inflammatoire par cristallisation du dérivé cortisoné dans le genou.*

→ *Syndrome inflammatoire souvent intense, précoce après la ponction et de résolution rapide.*

→ *Ponction diagnostique nécessaire afin d'éliminer une arthrite septique.*

››› Références

- *Infections bactériennes ostéo-articulaires*, SPILF, 1991.
- *Infections ostéo-articulaires sur matériel*, texte court, SPILF, 2008.

››› Items abordés dans ce dossier

N° 92 – Infections ostéoarticulaires. Discospondylite.

N° 307 – Douleur et épanchement articulaire. Arthrite d'évolution récente.

Dossier n° 2 — Boire ou choisir, il faut conduire ★

Énoncé

Vous recevez en consultation un commercial de 50 ans pour une douleur de l'aine droite depuis 15 jours.

Alors qu'il ne souffrait de rien jusqu'alors, cette douleur apparue brutalement le gêne quotidiennement, notamment lors de ses nombreux déplacements en voiture.

La douleur irradie parfois à la face antérieure de cuisse et au genou et débute dès qu'il pose le pied au réveil. Il est parfois réveillé mais surtout gêné dans la journée et ne marche presque plus. Il n'y a eu aucun traumatisme.

L'anamnèse retrouve également une consommation chronique d'alcool et un surpoids.

Le patient est apyrétique. La marche met en évidence une boiterie d'esquive. L'examen retrouve une mobilité de hanche gauche normale et les mobilités suivantes à droite :

- flexion 140 °, extension 15 °, abduction 45 °, adduction 30 °, rotation externe 45 °, rotation interne 45° avec douleurs en fin d'amplitudes principalement en flexion.

Les radiographies pratiquées initialement par son médecin traitant sont normales.

? Questions

1. Quels diagnostics évoquez-vous ? Quel est le plus probable ?

2. Quels examens d'imagerie complémentaires demandez-vous dans l'immédiat ? Qu'en attendez-vous ?

3. Quels sont les facteurs favorisants possibles de cette pathologie (tous sexes confondus) ? Quels sont les deux plus probables dans le cas présent ?

4. Quelle serait l'évolution des signes radiographiques en l'absence de traitement ?

5. Quel est votre traitement ?

Votre traitement est un succès et vous convenez de ne le revoir qu'en cas d'aggravation. C'est ainsi qu'il revient vous voir 7 ans plus tard. Des douleurs semblables sont revenues, cette fois progressivement depuis plusieurs mois. Elles ne le réveillent plus mais se majorent nettement à la marche. Vous retrouvez une raideur prédominante sur la rotation interne et l'abduction de hanche droite avec un signe de la clef et une légère amyotrophie quadricipitale.

6. Quel est votre diagnostic ? Quels signes radiologiques recherchez-vous ?

7. Quel traitement proposez-vous alors ?

Première lecture et réflexes

- Alcool : prévention du syndrome de sevrage et des complications carentielles (neurologiques), aide au sevrage, scores et questionnaires validés.
- Alcool et rhumatologie : goutte, ostéonécrose aseptique, traumatisme, poussée de rhumatisme psoriasique, arthrite septique.
- Douleur aiguë à faible limitation articulaire et radiographie normale. Trois diagnostics principaux : ostéonécrose aseptique, fissure ou fracture osseuse non déplacée, pathologie abarticulaire ± algodystrophie.

Réponses

1. Quels diagnostics évoquez-vous ? Quel est le plus probable ? *(15)*

■ Diagnostics évoqués :
– **ostéonécrose aseptique** (ONA) de la tête fémorale droite *3*
– **coxite** droite débutante *2*
– **coxarthrose** droite débutante *2*
– **algodystrophie** de la hanche droite débutante *2*
– **cruralgie** *1*

■ Diagnostic retenu : ONA de la tête fémorale droite *5*

---

2. Quels examens d'imagerie complémentaires demandez-vous dans l'immédiat ? Qu'en attendez-vous ? *(15)*

■ Radiographies complémentaires : *2*
– **bassin de face**, **faux profil de Lequesne** (en charge) *2*
– **rachis lombaire F + P** .... *NC*
– **normales** *1*
– ou **ostéocondensation triangulaire de la tête fémorale** *1*
– anomalies du rachis lombaire pouvant faire évoquer une cruralgie .... *NC*

■ Scintigraphie osseuse au Technetium (Tc) 99 m avec étude du corps entier et des clichés centrés sur les hanches : *2*
– peut être normale .... *NC*
– recherche une fixation parcellaire de la tête fémorale .... *NC*

■ **IRM de hanche** coupes frontales, horizontales et sagittales avec séquences T1, T2 et injection de gadolinium : *3*
– meilleure sensibilité et surtout meilleure spécificité que la scintigraphie .... *NC*
– permet d'éliminer une algodystrophie *1*
– **liseré d'hyposignal** localisé en T1 et T2 allant **d'une corticale à l'autre** *2*
– **sequestre osseux de signal variable** *1*

3. Quels sont les facteurs favorisants possibles de cette pathologie (tous sexes confondus) ? Quels sont les deux plus probables dans le cas présent ? *(20)*

■ Facteurs favorisants possibles :
- **éthylisme chronique** *2*
- **corticoïdes** *2*
- **drépanocytose** *2*
- **diabète** *2*
- **radiothérapie** *1*
- **hyperlipidémie**, **hyperuricémie** *1*
- **traumatisme**, **barotraumatisme** *2*
- **polyglobulie** *1*
- **lupus**, **présence d'anticoagulants circulants** *2*
- **infection VIH** *1*
- pancréatite aiguë .... *NC*
- **grossesse** .... *NC*
- maladie de Gaucher .... *NC*
- surcharge pondérale .... *NC*

■ Facteurs retenus :
- **alcool** *3*
- **surpoids** *2*

4. Quelle serait l'évolution des signes radiographiques en l'absence de traitement ? *(8)*

■ Stade 0 = radio **normale** .... *NC*

■ Stade I = **ostéocondensation triangulaire** de la tête fémorale *2*

■ Stade II = détachement de l'os sous-chondral « en **coquille d'œuf** » *2*

■ Stade III = **perte de la sphéricité de la tête** *2*
(Pour tous ces stades, intégrité du cotyle préservée, pas de pincement ni d'ostéophyte)

■ Stade IV = **coxarthrose secondaire** *2*

5. Quel est votre traitement ? *(20)*

■ Hospitalisation .... *NC*

■ Repos ; **mise en décharge** *4*

■ Traitement médical : .... *NC*
- **antalgiques** de classe I ou II (paracétamol, avec ou sans codéine selon les besoins) *3*
- si antalgiques insuffisants : AINS en l'absence de contre-indication **(PMZ)** : *2*
  • par exemple kétoprofène (Profénid®) 100 mg x 3/j *per os* .... *NC*

■ Arrêt de l'alcool *3*

■ **Prévention des complications du sevrage alcoolique** : bonne hydratation et supplémentation vitaminique *2*

■ **Prévention des complications de décubitus** : HBPM à dose préventive (si immobilisation nécessaire) *2*

■ Apprentissage du **pas simulé avec cannes anglaises** *2*

■ **Rééducation**, **kinésithérapie** *2*

■ Surveillance .... *NC*

6. Quel est votre diagnostic ? Quels signes radiologiques recherchez-vous ? *(15)*

- Diagnostic : coxarthrose droite secondaire *5*
- Signes radiologiques :
  - **pincement coxofémoral supéro-externe** *2*
  - **ostéophytose** *2*
  - **condensation sous-chondrale** en regard du pincement *2*
  - **géode d'hyperpression** *2*
  - déformation de la tête fémorale : aplatissement *2*
  - coxométrie normale (absence de dysplasie) .... ***NC***

7. Quel traitement proposez-vous alors ? *(7)*

- Traitement chirurgical : **prothèse totale de hanche** *5*
- Rééducation *2*
- Régime diététique .... ***NC***
- Sevrage en alcool .... ***NC***

Conseils du conférencier

➜ *Bien connaître la fréquence des maladies rhumatismales afin d'évoquer, dans l'ordre, les diagnostics fréquents et de ne pas se tromper de diagnostic dans l'ensemble du dossier.*

➜ *Pathologie très fréquente.*

➜ *Nombreux facteurs de risques à bien connaître, notamment les corticoïdes (cela peut être un exemple de dernière question dans un dossier abordant la maladie de Horton, le lupus, la polyarthrite rhumatoïde…).*

➜ *Traitement à la limite du programme et non codifié.*

››› Item abordé dans ce dossier

N° 306 – Douleur des membres et des extrémités.

Dossier n° 3 Épaule emploi ★

Énoncé

Une femme de 47 ans, peu sportive, vous consulte pour des douleurs de l'épaule droite évoluant depuis 15 jours. Ces douleurs ne la réveillent jamais mais représentent une gêne importante notamment pour porter ses sacs lorsqu'elle fait son shopping. Elles ont d'ailleurs débuté après une longue journée de travail en tant que caissière en grande surface. Elle a mal en regard du moignon droit et de la face externe du bras.

Votre examen retrouve des mobilités passives normales, une douleur avec limitation en abduction et flexion antérieure active. La manœuvre de Neer est positive à droite, tout comme le « Belly press test ».

? Questions

1. Quel diagnostic est le plus probable ? Quelle autre manœuvre d'examen physique serait en faveur de cette atteinte ?

2. Quels muscles sont explorés par les manœuvres de rotation externe coude au corps et rotation externe en abduction ?

3. Vous demandez des radiographies d'épaule. Quelles incidences ? Pourquoi ?

4. De quelles options thérapeutiques disposez-vous à court terme ?

Votre traitement a une efficacité modeste. Aussi, en trébuchant et en se rattrapant sur son épaule droite, votre malade ressent une vive douleur avec impossibilité totale d'élever l'épaule. Les mobilités passives sont conservées. La radiographie est pratiquée.

5. Quel diagnostic suspectez-vous ? Qu'attendez-vous de la radiographie ?

6. Décrivez les mobilités passives/actives d'une capsulite rétractile.

Première lecture et réflexes

- Métier et pathologie locomotrice : maladie professionnelle, médecine du travail (arrêt, reclassement, aménagement de poste, assistante sociale...).
- Douleur de l'épaule : tendinopathie de coiffe, de loin la plus fréquente, surtout mécanique.
- Cause d'arthrose secondaire en cas de rupture de coiffe.
- Arthrose primitive (omarthrose), principal diagnostic différentiel à cet âge.

Réponses

1. Quel diagnostic est le plus probable ? Quelle autre manœuvre d'examen physique serait en faveur de cette atteinte ? *(10)*

■ Tendinopathie du tendon **sous-scapulaire** ou ***sub-scapularis*** de la coiffe des rotateurs *5*

■ **Lift-off test de Gerber** : *5*

– manœuvre plus douloureuse que le **Belly press test**. La main est placée dans le dos et se décolle en arrière contre résistance .... *NC*

2. Quels muscles sont explorés par les manœuvres de rotation externe coude au corps et rotation externe en abduction ? *(10)*

■ Coude au corps : **infra-épineux ou *infra-spinatus*** *5*

■ En abduction (test de Patte) :

– **infra-épineux** .... *NC*

– petit rond (*teres minor*) *5*

3. Vous demandez des radiographies d'épaule. Quelles incidences ? Pourquoi ? *(20)*

■ Incidences :

– **face, 3 rotations** :
  - neutre *2*
  - rotation interne *2*
  - et externe *2*

– **profil de coiffe** (de **Lamy** ou sous-acromial) *2*

■ Rationnel :

– élimine une pathologie osseuse (tumeur bénigne ou maligne) *2*

– élimine une pathologie articulaire *2*

– **arguments indirects pour une rupture ancienne** : *2*
  - réduction de **l'espace sous-acromial < 7 mm** .... *NC*

– **signes indirects de tendinopathie** : *2*
  - **calcifications tendineuses** *2*
  - **condensation de l'insertion de la coiffe sur le trochiter** *2*

– anomalies anatomiques : **acromion hypertrophique** .... *NC*

4. De quelles options thérapeutiques disposez-vous à court terme ? *(20)*

- Traitement **ambulatoire** *2*
- **Antalgiques** médicamenteux : paliers OMS avec paracétamol en première intention à 3 g/j *6*
- **AINS** en cure courte *2*
- **Kinésithérapie** douce avec respect de la douleur : *5*
  – massages antalgiques, massages transverses profonds, travail en décoaptation .... *NC*
- **Traitement infiltratif** : infiltration de dérivés cortisonés par voie sous-acromiale (bourse sous-acromiale) *5*

5. Quel diagnostic suspectez-vous ? Qu'attendez-vous de la radiographie ? *(20)*

- Épaule paralytique droite .... *NC*
  – par **rupture traumatique des tendons de la coiffe des rotateurs** *10*
- Radiographie :
  – élimine une lésion osseuse traumatique associée : **fracture du trochiter** ++ *3*
  – **ascension de la tête humérale** *2*
  – **rupture du cintre omo-huméral** (épaule en rotation neutre) *3*
  – **diminution de l'espace sous-acromial** .... *NC*
  – normale parfois *2*

6. Décrivez les mobilités passives/actives d'une capsulite rétractile. *(20)*

- **Mobilités actives et passives similaires** *10*
- Atteinte précoce de la rotation externe *3*
  – abduction *3*
  – et élévation antérieure *3*
- Résistance élastique *1*

Conseils du conférencier

→ *Dossier pédagogique d'une pathologie mécanique extrêmement fréquente que tout médecin rencontrera (lui-même, entourage, patients même dans d'autres spécialités).*
→ *Diagnostic clinique avant tout.*
→ *Radiographies simples, échographie, IRM et arthroscanner, seulement si besoin.*
→ *Pathologie pouvant faire l'objet de questions « cliniques » dans un dossier quelconque.*

››› Références

- *Modalités de prise en charge d'une épaule douloureuse chronique non instable chez l'adulte*, Recommandation pour la pratique clinique, HAS, 2005.
- *Pathologies non opérées de la coiffe des rotateurs et masso-kinésithérapie*, Recommandation pour la pratique clinique, HAS, 2001.

››› Items abordés dans ce dossier

N° 257 – Lésions ligamentaires et méniscales du genou et de la cheville.
N° 306 – Douleur des membres et des extrémités.

Dossier n° 4 — Casse-noisette

Énoncé

Vous recevez à votre consultation une femme de 64 ans qui a « mal partout ». Ces douleurs ont débuté il y a 1 mois de façon rapidement progressive et l'ont « clouée au lit ». Elle vous dit n'avoir « aucune force ». Elle n'a plus d'appétit et a perdu 4 kg. Elle ressent une vive contracture de la région cervicale, des épaules irradiant aux bras et des faces trochantériennes.

Il lui arrive, maintenant très souvent, de se réveiller 3 à 4 fois la nuit alors qu'elle dormait auparavant « comme un loir ».

Votre patiente n'a pas d'antécédent particulier, ne fume pas et ne prend aucun traitement, « elle qui était danseuse professionnelle ».

Votre examen retrouve une douleur à la palpation des trapèzes, des épaules et en regard des trochanters. Les épaules sont limitées par la douleur sans positivité évidente aux manœuvres tendineuses. Vous retrouvez une tendinite des moyens fessiers de façon bilatérale.

Elle est apyrétique. Le reste de votre examen est sans particularité.

Questions

1. Quelles manœuvres avez-vous effectuées pour affirmer la présence d'une tendinite du moyen fessier ?
2. Quels éléments de l'interrogatoire devez-vous recueillir ?
3. Quels examens complémentaires prescrivez-vous ?
4. Votre bilan ne retrouve qu'un syndrome inflammatoire et une minime cholestase. Quel diagnostic évoquez-vous comme très probable ? Justifiez.
5. Quel traitement instaurez-vous (sans la surveillance) ? Précisez les posologies initiales de traitement.
6. Un mois plus tard, votre patiente n'est que partiellement soulagée par votre traitement et sa symptomatologie est restée inchangée. Un examen complémentaire se discute à ce stade. Lequel ? Pourquoi ?

Première lecture et réflexes

- Douleurs inflammatoires diffuses et personne de plus de 50 ans : penser à la maladie de Horton – pseudo-polyarthrite rhizomélique, à la polyarthrite rhumatoïde, aux cancers, à la chondrocalcinose.
- Douleur inflammatoire : raideur matinale > 30 min, réveils nocturnes non positionnels, amélioration par l'effort (dérouillage).

Réponses

1. Quelles manœuvres avez-vous effectuées pour affirmer la présence d'une tendinite du moyen fessier ? *(10)*

■ Douleur à la palpation de l'insertion du moyen fessier sur le grand trochanter *3*

■ Douleur reproduite aux manœuvres de contraction du moyen fessier contre résistance : .... *NC*
– douleur en **appui monopodal prolongé** *2*
– **abduction en décubitus latéral** *3*
– **dérotation externe** : *2*
  • genou fléchi, hanche fléchie et décubitus latéral .... *NC*

---

2. Quels éléments de l'interrogatoire devez-vous recueillir ? *(20)*

■ Recherche de **maladie de Horton** associée : *4*
– **atteinte oculaire** : .... *NC*
  • altération d'acuité visuelle transitoire ou non **(PMZ)** *4*
– **céphalée temporale ou diffuse** *2*
– **signe du scalp ou du peigne** ou **hyperesthésie du cuir chevelu** *2*
– **claudication de mâchoire** (de langue, de membre supérieur) *2*

■ Signes fonctionnels en faveur d'une **néoplasie** associée ou en cause : *3*
– troubles digestifs .... *NC*
– dépistage gynécologique du sein, utérus .... *NC*
– hématurie *1*
– signes fonctionnels pulmonaires .... *NC*
– signes « B » : sueurs nocturnes, fièvre *2*

■ Arguments pour d'autres diagnostics différentiels (endocardite infectieuse, rhumatisme inflammatoire, endocrinopathie) : antécédents familiaux de rhumatisme ou maladie auto-immune, signe de dysthyroïdie, souffle cardiaque connu .... *NC*

3. Quels examens complémentaires prescrivez-vous ? *(20)*

■ Examens biologiques :
- recherche de syndrome inflammatoire : *3*
  - **NFS** .... *NC*
  - **VS et CRP** *3*
  - **électrophorèse des protides sériques** *3*
- atteintes associées : bilan hépatique complet .... *NC*
- diagnostic différentiel : immunologie : **anticorps anti-CCP**, **facteur rhumatoïde**, **anticorps antinucléaires**, électrophorèse des protides urinaires .... *NC*
- préthérapeutique : bilan infectieux (IDR à la tuberculine si suspicion de tuberculose), ECBU, ionogramme sanguin, glycémie à jeun, exploration d'une anomalie lipidique, calcium phosphore .... *NC*

■ Radiographies des sites douloureux et bilan de rhumatisme inflammatoire : .... *NC*
- **mains et poignets, avant-pieds de face et ¾** *3*
- épaules de face neutre et profil .... *NC*
- rachis cervical face et profil .... *NC*
- **thorax de face** *2*

■ **ECG préthérapeutique** *3*

■ **Pas de biopsie d'artère temporale** si absence de suspicion de maladie de Horton *3*

4. Votre bilan ne retrouve qu'un syndrome inflammatoire et une minime cholestase. Quel diagnostic évoquez-vous comme très probable ? Justifiez. *(10)*

■ **Pseudo-polyarthrite rhizomélique** *5*
- **sans maladie de Horton** *5*

5. Quel traitement instaurez-vous (sans la surveillance) ? Précisez les posologies initiales de traitement. *(20)*

■ Traitement ambulatoire .... *NC*

■ Corticothérapie orale : *3*
- **dose modérée** : 15 à 20 mg/j soit 0,3 mg/kg d'équivalent de prednisone *3*
- décroissance progressive après normalisation du syndrome inflammatoire *4*
- **pas d'antalgiques** associés afin d'évaluer l'efficacité franche et rapide : **test diagnostique** *3*
- durée **12 à 18 mois** *2*

■ Mesures associées :
- règles hygiéno-diététiques : régime riche en potassium, protéines, calcium et régime pauvre en sucres, graisses, sel .... *NC*
- contrôle des facteurs de risque cardiovasculaires associés si nécessaire : TA, dyslipidémie .... *NC*
- **supplémentation en vitamine D** si carence *2*
- **supplémentation calcique** après évaluation par questionnaire avec objectif = 1500 mg/j *1*
- mesure de densité osseuse par **ostéodensitométrie** et traitement préventif de l'ostéoporose si **T-score < -1,5** : bisphosphonates (***2 pts*** si complet, ***0*** à la question si pas de densitométrie osseuse) *2*

6. Un mois plus tard, votre patiente n'est que partiellement soulagée par votre traitement et sa symptomatologie est restée inchangée. Un examen complémentaire se discute à ce stade. Lequel ? Pourquoi ? *(20)*

■ **Biopsie d'artère temporale** (BAT) *10*

■ Recherche d'arguments pour une maladie de Horton associée : *5*
- devant l'absence de réponse complète à la corticothérapie *5*

Conseils du conférencier

- *Ce dossier est un dossier typique de PPR avec les réflexes à avoir et les prescriptions type des corticoïdes au long cours.*
- *Soyez particulièrement vigilants sur la mesure de densité osseuse. La perte osseuse est rapide et précoce sous corticoïdes, il faut prévenir tôt.*
- *On vous attend sur la précision de vos réponses concernant les indications des bisphosphonates (seuls ayant l'AMM en prévention primaire d'ostéoporose cortisonique, le tériparatide ayant l'indication pour les formes avec fractures vertébrales), donc du seuil de densitométrie osseuse qu'il faudra bien évidemment réaliser rapidement.*
- *La PPR est très proche de la maladie de Horton, vascularite associée (l'une et l'autre sont souvent associées). Précisez toujours s'il s'agit d'une PPR avec ou sans maladie de Horton.*

››› Items abordés dans ce dossier

N° 116 – Pathologies auto-immunes : aspects épidémiologiques, diagnostiques et principes de traitement.

N° 117 – Lupus érythémateux disséminé. Syndrome des antiphospholipides.

N° 219 – Troubles de l'équilibre acido-basique et désordres hydro-électrolytique.

N° 252 – Insuffisance rénale aiguë. Anurie.

Dossier n° 5 — Les fourmis cro-ondent

★

Énoncé

Vous recevez en consultation une femme de 40 ans. Elle se plaint de fourmillements apparus initialement dans la main droite puis bilatéralisés, évoluant depuis 3 mois. Il lui arrive fréquemment de laisser tomber des objets, de casser de la vaisselle. Cela l'inquiète car elle est souvent amenée à porter sa fille de 2 ans.

Votre interrogatoire ne retrouve aucun antécédent personnel ou familial, ni prise médicamenteuse. Les douleurs la réveillent parfois. Elle doit alors secouer vigoureusement sa main pour soulager ses fourmillements. Les pouces, index et médius sont les plus douloureux, sans atteindre la paume. Il n'y a pas de trouble de coloration des mains notamment au froid.

Votre patiente est femme au foyer et ne travaille plus depuis 5 ans.

? Questions

1. Quel diagnostic évoquez-vous ? Justifiez.
2. Quelles étiologies devez-vous rechercher ?
3. Détaillez votre examen clinique.
4. Quel bilan paraclinique demandez-vous à visée étiologique, et en cas de doute diagnostique, à l'examen clinique ?
5. Quels sont les principes thérapeutiques ?
6. Quelle étiologie la plus probable auriez-vous évoquée en cas d'arthralgies inflammatoires des mains symétriques associées ? Quel(s) anticorps recherchez-vous en première intention ?

Première lecture et réflexes

- Traduisez l'énoncé en langage sémiologique sans le recopier.
- Paresthésies : douleurs neuropathiques. Oriente d'emblée vers des syndromes neurogènes périphériques (dans ce cas syndrome tronculaire canalaire).

Réponses

1. Quel diagnostic évoquez-vous ? Justifiez. *(20)*

- Syndrome du canal carpien bilatéral *5*
- Idiopathique .... *NC*
- Justification :
  - femme *2*
  - **argument de fréquence** *2*
  - **acroparesthésies nocturnes** *2*
  - territoire du nerf médian : « 7 hémiplégies externes » *3*
  - sans atteinte de la paume *3*
    - avec **signe de Flick** *3*

2. Quelles étiologies devez-vous rechercher ? *(20)*

- Endocrinopathies : .... *NC*
  - **hypothyroïdie** *2*
  - **diabète** *2*
  - acromégalie *2*
- **Maladies articulaires inflammatoires** : .... *NC*
  - **polyarthrite rhumatoïde** *2*
  - **goutte** *2*
- Dépôt d'amylose *2*
- **Grossesse**, obésité, ménopause *3*
- Infection : tuberculose *1*
- **Traumatismes minimes locaux répétés** (travail, sport) *2*
- Séquelles de traumatisme local (**fracture**, **entorse**) *2*
- Anomalie anatomique locale vasculaire, osseuse ou musculaire .... *NC*
- Idiopathique .... *NC*

3. Détaillez votre examen clinique. ***(20)***

- Température, poids, taille, tension artérielle, fréquence cardiaque *2*
- Recherche d'une atteinte du nerf médian au poignet : *1*

– **signe du poing fermé** : reproduction des douleurs après 1 min de serrement du poing *5*
– signe de Tinel, Phalen, test du garrot **inutiles** .... *NC*

- **Examen neurologique** :

– **déficit sensitif** dans le territoire du nerf médian (**paume et face palmaire des 4 premiers doigts**) *2*
– **déficit moteur**, atteinte **court abducteur du pouce**, **court fléchisseur du pouce et opposant du pouce** *2*
– réflexes ostéotendineux préservés et symétriques aux membres supérieurs *2*
– absence d'adénopathies sus-claviculaires ou axillaires *1*
– rachis cervical mobile et indolore *1*

- Recherche d'une étiologie : *2*

– palpation thyroïdienne *1*
– examen du poignet : cal ; synovite ou ténonynovite *1*

4. Quel bilan paraclinique demandez-vous à visée étiologique et en cas de doute diagnostique, à l'examen clinique ? ***(20)***

- **Électromyogramme** : *6*

– tracés de détection *1*
– stimulodétection *1*
– étude des vitesses de conduction aux 2 membres supérieurs *2*

- Bilan étiologique : .... *NC*

– NFS, VS, électrophorèse des protéines sériques *3*
– éventuellement en fonction de la clinique : TSH, glycémie *2*
– **radiographies standard des poignets de face** *5*

5. Quels sont les principes thérapeutiques ? ***(10)***

- Traitement médical : *2*

– **infiltration** locale de corticoïdes dans le canal carpien : *2*
  • à répéter si besoin jusqu'à 3 infiltrations consécutives en 3 mois .... *NC*
– **orthèses de repos** *1*

- **Traitement chirurgical** : *2*

– libération du nerf médian par section du ligament annulaire du carpe *1*
– les poignets doivent être opérés l'un après l'autre .... *NC*

- Traitement de la cause favorisante *2*

6. Quelle étiologie la plus probable auriez-vous évoquée en cas d'arthralgies inflammatoires des mains symétriques associées ? Quel(s) anticorps recherchez-vous en première intention ? ***(10)***

- Étiologie la plus probable : **polyarthrite rhumatoïde récente** *4*
- Anticorps :

– **facteur rhumatoïde** (Ac anti-Ig humaines) *3*
– **Ac anti-CCP ou ACPA** *3*

Conseils du conférencier

- *Le syndrome du canal carpien est très fréquent.*
- *La présentation typique n'est pas forcément nocturne et peut parfois toucher en plus des 3 premiers rayons les autres doigts. Cependant, la paume est généralement épargnée.*
- *Le signe de Flick (secouement de la main au paroxysme des symptômes) est très évocateur. Inversement, les classiques signes de Tinel/Phalen ne représentent aucune performance diagnostique.*
- *Bien connaître cette sémiologie notamment les territoires sensitifs concernés par le nerf médian et les muscles innervés.*

››› Item abordé dans ce dossier

N° 279 – Radiculalgie et syndrome canalaire.

Dossier n° 6

Tistou et les pouces verts ★

Énoncé

M. D., 66 ans, vous consulte pour des décharges électriques dans les membres inférieurs depuis 2 mois. Ces sensations brèves mais gênantes surviennent parfois au repos mais surtout à la marche, systématiquement après 400 m. Celles-ci l'obligent à s'arrêter quelques minutes, se pencher en avant pour pouvoir repartir. Il se sent mieux également dès qu'il peut s'asseoir ou s'accroupir. Ces douleurs le brûlent parfois à droite ou à gauche suivant le même trajet : fesses, face postérieure des cuisses et des jambes. Il se plaint par ailleurs de quelques œdèmes vespéraux des malléoles.

Vous relevez dans ses antécédents une hypertension artérielle modérée traitée par amlodipine (Amlor®), une insuffisance veineuse et un tabagisme actif à 30 paquets-années.

Questions

1. Quel diagnostic évoquez-vous pour les douleurs des membres ? Quelles sont les 2 autres causes à évoquer au vu des antécédents ?
2. Que recherchez-vous avec attention à l'examen clinique en faveur du diagnostic de la question 1 ?
3. Quel est votre bilan radiologique ? Quels mécanismes des douleurs vous attendez-vous à trouver ?
4. Quelles sont les 2 principales causes d'œdème des membres chez ce patient ?
5. Quel traitement proposez-vous au patient ?

Le patient revient un mois plus tard à votre consultation. Les douleurs n'ont été soulagées que transitoirement par votre traitement et ont repris il y a une semaine. Cette fois-ci, il signale des fourmillements dans les pieds, une faiblesse dans les 2 membres inférieurs avec marche difficile et des difficultés à uriner.

6. Quel diagnostic retenez-vous ?
7. Quelle est votre attitude en urgence ?

Première lecture et réflexes

- Douleurs de membres, claudication : éliminer une cause vasculaire (AOMI), rachidienne projetée, hanches voire claudication d'insuffisance veineuse. Chiffrer le périmètre de marche.
- Signe du Caddie : douleur soulagée en antéflexion, accroupissement : évoquer le syndrome du canal lombaire rétréci.
- Rachialgie lombaire : éliminer une complication neurologique. Troubles sphinctériens, déficit des membres, syndrome de la queue de cheval.
- Tabac : aide au sevrage, dépistage des autres FRCV.

Réponses

1. Quel diagnostic évoquez-vous pour les douleurs des membres ? Quelles sont les 2 autres causes à évoquer au vu des antécédents ? *(15)*

■ Diagnostic :
– claudication radiculaire *4*
– bilatérale *2*
– par canal lombaire rétréci CLR *5*

Remarque : *le CLR est acquis et secondaire à l'arthrose rachidienne après 65 ans le plus souvent, par opposition au canal étroit constitutionnel.*

■ 2 autres diagnostics à évoquer :
– claudication artérielle par artérite des membres inférieurs *2*
  • tabagisme et HTA .... *NC*
– claudication veineuse *2*
  • insuffisance veineuse .... *NC*

2. Que recherchez-vous avec attention à l'examen clinique en faveur du diagnostic de la question 1 ? *(20)*

■ Examen neurologique : **syndrome neurogène périphérique radiculaire** *2*
– recherche de **déficit sensitivo-moteur (PMZ)** en territoire radiculaire *1*
– **abolition des réflexes ostéo-tendineux** *1*
– amyotrophie *1*
– **troubles vésico-sphinctériens** *1*
– **anesthésie en selle** *1*
  • faisant évoquer un syndrome de la queue de cheval *1*

■ Examen rhumatologique : **syndrome rachidien** : *2*
– **raideur rachidienne** (indice de Schober faible, distance main-sol élevée) *1*
– palpation douloureuse des épineuses dorsales *1*
– douleurs déclenchées par la mise en extension forcée du rachis *2*
– **manœuvres d'étirement radiculaire** : impulsivité, signe de Léri et Lasègue *2*

■ Examen cardiovasculaire : .... *NC*
– palpation des **pouls périphériques (PMZ)** *2*
– auscultation des artères fémorales *1*

■ Examen général : température, toucher rectal, auscultation cardiopulmonaire *1*

3. Quel est votre bilan radiologique ? Quels mécanismes des douleurs vous attendez-vous à trouver ? *(15)*

- **Radiographies standard** ... *NC*
  - en charge ... *1*
  - du rachis lombaire ... *2*
  - de face ... *NC*
  - et de profil ... *1*
- Bassin ... *1*
  - de face ... *1*
  - en charge ... *NC*
- **IRM rachidienne lombaire** ... *3*
  - à défaut TDM rachidienne ... *1*
- Mécanismes :
  - réduction de diamètre du canal lombaire (ou rétrécissement) ... *NC*
  - mixte, associant : ... *1*
    - discarthrose avec protrusions/hernies étagées ou volumineuses ... *2*
    - arthrose inter-apophysaire postérieure ... *1*
    - spondylolisthésis ... *1*

4. Quelles sont les 2 principales causes d'œdème des membres chez ce patient ? *(5)*

- Insuffisance veineuse ... *2*
- Effet secondaire des inhibiteurs calciques (amlodipine) ... *3*

5. Quel traitement proposez-vous au patient ? *(15)*

- Antalgiques simples, paliers OMS ... *3*
  - éventuellement antalgiques neuropathiques ... *3*
- En cas d'échec du traitement initial, proposer une infiltration intradurale ou épidurale de dérivés cortisonés ... *NC*
- Corset maintenant le rachis lombaire en légère flexion ... *3*
- Kinésithérapie lombaire et des membres inférieurs ... *6*
- Surveillance ... *NC*

6. Quel diagnostic retenez-vous ? *(15)*

- **Syndrome de la queue de cheval** ... *8*
  - sur **canal lombaire rétréci arthrosique** ... *7*

7. Quelle est votre attitude en urgence ? *(15)*

- **Urgence chirugicale** ... *5*
- Réalisation d'une **IRM lombaire** en urgence ... *5*
- **Appel de l'orthopédiste** ou du neurochirurgien ... *2*
- Laminectomie chirurgicale en urgence afin de décomprimer les racines de la queue de cheval ... *3*
- Surveillance ... *NC*

Conseils du conférencier

→ *Première cause de lombalgie après 65 ans.*

→ *Bien connaître la sémiologie et la lecture de l'imagerie.*

»» Items abordés dans ce dossier

N° 215 – Rachialgie.

N° 231 – Compression médullaire non traumatique et syndrome de la queue de cheval.

N° 279 – Radiculalgie et syndrome canalaire.

N° 306 – Douleur des membres et des extrémités.

Dossier n° 7

Pouet, pouet

Énoncé

M. M., 43 ans, chauffeur de poids lourds, vient aux urgences pour une douleur irradiant des lombes puis à la fesse droite, face postérieure de cuisse et jambe droite passant ensuite sous le pied jusqu'au gros orteil. Ces douleurs sont intenses à type de broiement et se manifestent dès le moindre mouvement. Elles ont commencé après une longue journée de travail et quelques lombalgies basses, comme M. M. en a l'habitude.

Vous retrouvez à l'examen un syndrome rachidien franc en flexion et des arguments pour une radiculalgie d'origine discale non déficitaire.

Questions

1. Définissez un syndrome rachidien. Comment le caractériser à l'étage lombaire ?

2. Quelles informations cliniques vous orientent vers l'origine discale d'une radiculalgie ?

3. Quelle est la racine concernée par l'atteinte radiculaire ? Quels muscles peuvent être déficitaires en cas d'atteinte sévère ?.

4. Réalisez-vous des examens complémentaires ? Justifiez.

5. Si vous réalisiez un scanner lombaire, quelles topographies de hernies discales pourraient expliquer la symptomatologie actuelle ?

6. Quel est votre traitement médicamenteux pour les 5 premiers jours ? Quelles sont vos mesures associées ?

7. Prescrivez-vous de la kinésithérapie devant cet épisode ? Justifiez.

8. Dans quelles circonstances cette pathologie relève t-elle d'une chirurgie ?

Première lecture et réflexes

- Rachialgie : recherche de signes de gravité neurologique, de cause secondaire (traumatique-fracturaire, tumorale, spondylodiscite, inflammatoire-spondylarthrite). Examen neurologique en insistant sur la recherche d'atteinte de la queue de cheval (car atteinte lombaire basse) avec troubles vésico-sphinctériens et déficit périphérique.

Réponses

1. Définissez un syndrome rachidien. Comment le caractériser à l'étage lombaire ? *(10)*

■ **Syndrome rachidien** : association de la **triade** : ... *NC*
– douleur à la **palpation/percussion** des épineuses ... *2*
– **raideur mono/multiaxiale** ... *2*
– **contracture** des muscles paravertébraux ... *2*

■ **Raideur lombaire** avec : ... *1*
– perte de la **lordose lombaire** ... *1*
– perte des mobilités en flexion et indice de Schöber diminué ... *2*
– en extension, flexion latérale diminuée et/ou rotation diminuée ... *NC*

2. Quelles informations cliniques vous orientent vers l'origine discale d'une radiculalgie ? *(20)*

■ Antécédent de lumbagos ... *2*

■ Horaire mécanique et début brutal ... *2*

■ **Impulsivité de la douleur** à la toux, défécation, éternuement ... *6*

■ **Syndrome radiculaire** avec signe de Lasègue croisé : ... *4*
– signe de Lasègue vrai ... *4*

■ Syndrome rachidien ... *2*

3. Quelle est la racine concernée par l'atteinte radiculaire ? Quels muscles peuvent être déficitaires en cas d'atteinte sévère ? *(20)*

■ Lombosciatique L5 droite ... *5*

■ Muscles déficitaires : ... *NC*
– **moyen fessier** ... *5*
– **péroniers latéraux** ... *3*
– jambier antérieur (surtout L4) ... *3*
– **extenseur de l'hallux et extenseur commun des orteils** ... *4*

4. Réalisez-vous des examens complémentaires ? Justifiez. *(10)*

■ **Non** : ... *5*
– lombosciatique commune, **pas de suspicion de cause secondaire** ... *2*
– non déficitaire ... *1*
– aiguë ... *1*
– 1er épisode ... *1*

5. Si vous réalisiez un scanner lombaire, quelles topographies de hernies discales pourraient expliquer la symptomatologie actuelle ? *(10)*

- **Hernie foraminale** droite **L5-S1** (sortie de la racine L5 comprimée par une hernie latéralisée) *5*
- **Hernie paramédiane** droite **L4-L5** (la racine L5 se fixe un étage au-dessus de sa sortie du canal lombaire au niveau médian du mur vertébral postérieur) *5*

6. Quel est votre traitement médicamenteux pour les 5 premiers jours ? Quelles sont vos mesures associées ? *(10)*

- Traitements **antalgiques** selon les paliers de l'OMS : palier 1 paracétamol 3 g par jour, palier 2 si nécessaire *1*
- **AINS** en cure courte 5 jours *2*
  - sans antisécrétoire associé (pas d'indication) : *1*
    - exemple : kétoprofène (Biprofenid®) 150 mg : 1 cp matin et soir aux repas .... *NC*
- **Myorelaxant** éventuel selon la contracture : *1*
  - type thiocolchicoside ou benzodiazépine en évitant la conduite automobile .... *NC*
- **Mesures associées** :
  - arrêt de travail 5 à 7 jours *1*
  - repos avec reprise d'activité dès l'antalgie (pas d'alitement prolongé) *1*
  - déclaration en **accident de travail**, 100 % *2*
  - **pas de médicalisation excessive**, pathologie bénigne avec guérison complète et reprise d'activité normale *1*
  - surveillance .... *NC*

7. Prescrivez-vous de la kinésithérapie devant cet épisode ? Justifiez. *(10)*

- **Non** : *4*
  - facteur de **risque de passage à la chronicité** *3*
  - **absence de bénéfice durable** *3*

8. Dans quelles circonstances cette pathologie relève t-elle d'une chirurgie ? *(10)*

- Sciatique avec **déficit moteur sévère** : **inférieur à 3/5** au testing musculaire *4*
- **Syndrome de la queue de cheval** *4*
- Douleur intense, résistance au traitement médical et infiltratif, et prédominance de la radiculagie sur la lombalgie *2*

Conseils du conférencier

➔ *Dossier classique de rachialgie discale, déjà tombé et hautement tombable de nouveau aux ECN.*

➔ *Bien connaître (et comprendre) la topographie possible d'atteinte de chaque racine nerveuse selon son étage rachidien.*

➔ *Bien comprendre que l'excès de médicalisation risque de favoriser une lombalgie chronique avec handicap important. Le traitement en découle : repos de courte durée, activités permises par la douleur, absence de kinésithérapie en première intention.*

⟫ Référence

Prise en charge diagnostique et thérapeutique des lombalgies et lombosciatiques communes de moins de trois mois d'évolution. Recommandations de bonne pratique, HAS, 2000.

⟫ Items abordés dans ce dossier

N° 66 – Thérapeutiques antalgiques, médicamenteuses et non médicamenteuses.

N° 215 – Rachialgie.

N° 279 – Radiculalgie et syndrome canalaire.

Dossier n° 8

La couturière

★

Énoncé

Une jeune femme de 33 ans vous consulte pour des douleurs articulaires depuis 3 mois. Ces douleurs ont débuté de façon rapide par un gonflement du genou droit. Celles-ci se sont progressivement amendées sans traitement après 15 jours pour finalement récidiver il y a 15 jours. Elle a depuis également mal au poignet droit depuis 10 jours et son état s'est aggravé il y a une semaine avec une atteinte du poignet gauche et de la cheville droite. Heureusement, sa mère lui a conseillé de prendre du kétoprofène (Bi-Profenid LP®) qui a permis une résolution des douleurs en deux nuits. Malheureusement, quelques douleurs épigastriques l'ont incitée à arrêter ce traitement et venir vous voir.

Votre examen physique ne retrouve aucune anomalie des constantes mais plusieurs gonflements articulaires : poignet gauche, articulations du 2ᵉ rayon de la main gauche, cheville droite, MTP et IPP du 3ᵉ orteil gauche et du 4ᵉ orteil droit. On retrouve également des ongles piquetés aux mains.

Questions

1. Quel diagnostic évoquez-vous ?
2. Quels arguments retenez-vous contre le diagnostic de polyarthrite rhumatoïde ?
3. Comment complétez-vous l'interrogatoire et l'examen clinique ?
4. Quels sont les 2 éléments de l'anamnèse qui auraient pu évoquer un mode de début « réactionnel » ?
5. Quel bilan complémentaire de première intention demandez-vous ?
6. Quelle est votre attitude thérapeutique initiale ?

Première lecture et réflexes

- Femme en âge de procréer : bêta-HCG, éviter les examens radiologiques irradiant sur l'abdomen et pelvis.
- Oligoarthrite asymétrique sensible aux AINS : évoquer les spondylarthrites à prédominance périphérique. Rechercher les arguments suivants « SSUDOCU » : **S**ensibilité aux AINS, **S**ciatalgie-fessalgie-talalgie, **U**véite, **D**iarrhée, **O**rteil en saucisse, **C**utané-psoriasis, **U**rétrite.
- Intolérance digestive aux AINS : protection gastrique indispensable si prescription d'AINS, contre-indication des AINS si ulcère gastro-duodénal non cicatrisé.
- Ongles piquetés : psoriasis unguéal.

Réponses

1. Quel diagnostic évoquez-vous ? *(20)*

- Rhumatisme psoriasique *20*

2. Quels arguments retenez-vous contre le diagnostic de polyarthrite rhumatoïde ? *(20)*

- Anamnèse : *1*
  - **polyarthrite asymétrique** *3*
  - épisode **d'orteil en saucisse** évocateur de spondylarthrites *3*
  - efficacité spectaculaire des AINS en moins de 48 h *3*
- Clinique : *1*
  - atteinte des doigts sur un même rayon *3*
  - atteinte des **IPD** *3*
  - **psoriasis unguéal** en « dé à coudre » *3*

3. Comment complétez-vous l'interrogatoire et l'examen clinique ? *(20)*

- Interrogatoire (recherche d'éléments en faveur de spondylarthropathies) : *1*
  - horaire inflammatoire des douleurs *2*
  - antécédents de **talalgies** *2*
  - antécédents de **diarrhées** et de douleurs abdominales *1*
  - **douleurs dorsales**, lombaires, **douleurs fessières à bascule** *1*
  - antécédent **d'uvéite** *1*
  - **antécédent familial ou personnel** de **psoriasis** *2*
  - épisode **d'urétrite** ayant précédé de quelques semaines l'épisode rhumatismal *1*
- Recherche d'éléments orientant le diagnostic vers un autre type de rhumatisme (photosensibilité, syndrome sec, antécédents de fausse couche spontanée…) .... *NC*
- Recherche d'antécédents d'ulcère gastrique *1*
- Clinique :
  - recherche de **psoriasis** derrière les oreilles, dans le cuir chevelu, dans le nombril, sur les ongles des orteils, dans les plis fessiers et sur toutes les autres parties du corps *2*
  - douleur **sacro-iliaque** aux manœuvres *2*
  - **raideur rachidienne** objectivée par les mesures segmentaires *2*
  - douleur à la pression sur les tendons d'Achille et autres **enthèses** *2*
  - recherche d'arthrites périphériques .... *NC*
  - auscultation cardiopulmonaire et examen général (aires ganglionnaires, palpation des seins et de la thyroïde…) . *NC*

4. Quels sont les 2 éléments de l'anamnèse qui auraient pu évoquer un mode de début « réactionnel » ? *(10)*

- Épisode d'urétrite ou de diarrhée *5*
- 3 semaines à 1 mois avant le début des symptômes *5*

5. Quel bilan complémentaire de première intention demandez-vous ? *(20)*

- **Ponction** de poignet gauche ou de cheville droite avec **analyse cytobactériologique et anatomopathologique** du liquide prélevé **(PMZ)** *2*
- **Bilan inflammatoire** : .... *NC*
  - NFS *1*
  - VS .... *NC*
  - CRP *1*
- Diagnostic différentiel et préthérapeutique :
  - **fonction rénale** : *1*
    - ionogramme sanguin, urée, créatininémie *1*
    - protéinurie des 24 h *2*
    - bandelette urinaire (hématurie) .... *NC*
  - **bilan hépatique** complet avec sérologie des hépatites B et C *1*
  - **test de grossesse** si traitement tératogène envisagé (méthotrexate) .... *NC*
  - **bilan immunologique** :
    - **FAN** *2*
    - **anti-CCP et facteur rhumatoïde** *2*
- Bilan radiologique :
  - **radiographies** standard : .... *NC*
    - **mains et poignets de face et 3/4** comparatives *1*
    - **avant pieds face et 3/4** comparatives *1*
    - **chevilles comparatives** face et profil *1*
    - genoux face et profil *1*
    - **bassin de face** et si doute : incidence sur les sacro-iliaques *1*
    - **rachis dorsolombaire face et profil** *1*
    - **thorax de face** (diagnostic différentiel et préthérapeutique) *1*

6. Quelle est votre attitude thérapeutique initiale ? *(10)*

- **Repos** durant la poussée, protection articulaire *2*
- **AINS** en 2 prises quotidiennes : *2*
  - prises pendant les repas *1*
  - réduire progressivement la posologie jusqu'à la dose minimale efficace *2*
- **Protection gastrique** (hors recommandations) **(PMZ)** *1*
- **Antalgiques simples** selon paliers OMS *1*
- **Kinésithérapie** dans un second temps afin de diminuer le retentissement fonctionnel de la maladie *1*
- Surveillance, traitement de fond selon l'évolution sous AINS .... *NC*

Conseils du conférencier

- *Présentation périphérique d'un sous-type de spondylarthrite (anciennement spondylarthropathie), le rhumatisme psoriasique.*
- *Le traitement de première intention rejoint celui des PR avec anti-rhumatismaux pour prévenir les poussées.*
- *L'intérêt de ce dossier réside essentiellement dans la bonne lecture de l'énoncé et l'intégration des différents diagnostics différentiels dans le bilan diagnostique et pré-thérapeutique.*

>>> Items abordés dans ce dossier

N° 123 – Psoriasis.

N° 174 – Prescription et surveillance des anti-inflammatoires stéroïdiens et non stéroïdiens.

N° 307 – Douleur et épanchement articulaire. Arthrite d'évolution récente.

Dossier n° 9 — Adieu Roland Garros ★

Énoncé

Votre consultation de traumatologie du sport est aujourd'hui bien remplie ! Votre journée commence par une tennis-woman classée 15/1 qui espère beaucoup de vous ! Elle ne peut plus jouer depuis 3 mois à cause d'une douleur de l'épaule droite, son membre dominant. Ces douleurs se sont progressivement aggravées pour devenir quasi-permanentes et la gêner pour sa toilette, l'habillage et les courses. Elle est souvent réveillée la nuit notamment quand elle se retourne.

Cette patiente sportive de 43 ans est en parfaite forme par ailleurs. Elle n'a aucun antécédent et ne prend aucun traitement.

Votre examen retrouve une douleur antérieure irradiant vers le coude et que vous reproduisez en élévation antérieure sans limitation active ni passive pour ce mouvement. Les autres mobilités des épaules sont symétriques, sans limitation.

La palpation de la gouttière bicipitale droite est douloureuse, de même que les manœuvres du *palm-up test* et de supination du coude et poignet contre résistance.

L'examen des articulations acromio-claviculaires, sterno-claviculaires, du rachis cervical et le *testing* neurologique sont normaux.

Questions

1. Quel est le diagnostic le plus probable ? Justifiez.
2. Citez une manœuvre explorant le muscle sous-scapulaire, le sus-épineux, l'infra-épineux.
3. Quels examens radiologiques demandez-vous ?
4. Qu'en attendez-vous ?
5. Quel traitement proposez-vous ?

La patiente vous consulte de nouveau, 2 mois plus tard, devant l'apparition brutale d'une impotence totale de l'épaule droite sans douleur importante. À l'examen, la mobilité active est impossible alors que la mobilité passive est préservée.

6. Que vous évoque ce tableau ?
7. Quels seront les résultats attendus du bilan radiologique que vous avez demandé avant de lui proposer un traitement chirurgical ?
8. Quels sont les 2 paramètres « trophiques » nécessaires pour garantir le succès de l'intervention ?

Première lecture et réflexes

- Douleur d'épaule : ne pas oublier l'examen de l'articulation acromio-claviculaire, sterno-claviculaire et du rachis.
- Pathologie de coiffe : le plus souvent atteinte du sus-épineux. Parfois sous-épineux, sous-scapulaire. Atteinte du long biceps difficile à mettre en évidence. Atteinte du petit rond rare.

Réponses

1. Quel est le diagnostic le plus probable ? Justifiez. *(10)*

- **Tendinite du long biceps droit** *4*
  - douleur ayant débuté après des efforts intensifs (tennis) *2*
  - douleur survenant au **palm up test** et à la palpation de la **gouttière bicipitale** *2*
  - **pas de limitation** de la mobilité passive ou active *2*
  - pas d'antécédent traumatique pouvant générer une éventuelle algodystrophie .... ***NC***

2. Citez une manœuvre explorant le muscle sous-scapulaire, le sus-épineux, l'infra-épineux. (10)

- Muscle sous-scapulaire : **Belly-press test** ou **test de Gerber** *3*
- Muscle sus-épineux : **test de Jobe** ou **Yocum** *3*
- Muscle infra-épineux : **RE** 1 contrariée ou RE 2 contrariée (**test de Patte**) *2*
- Signes de conflit : **test de Hawkins** ou de **Neer** *2*

3. Quels examens radiologiques demandez-vous ? *(15)*

- **Radiographies standard** : *4*
  - épaules : *3*
    - droite et gauche *2*
    - de **face** (**trois incidences** : rotation indifférente, interne et externe) *2*
    - avec **profil axillaire**, **profil glénoïdien** *3*
- Éventuellement **échographie de la coiffe des rotateurs** *1*

4. Qu'en attendez-vous ? *(15)*

- Sur les clichés standard :
  - elles doivent être normales *10*
  - parfois, on peut voir une **calcification tendineuse** *2*
  - ou une **condensation du trochiter** *3*

5. Quel traitement proposez-vous ? *(20)*

- **Repos**, éventuellement arrêt de travail si celui-ci peut empêcher la guérison *4*
- **Antalgiques** de classe I ou II et AINS (hors contre-indications) *3*
- **Traitements physiques** : *4*
  - kinésithérapie douce avec respect de la non douleur *1*
  - autorééducation, apprentissage des mouvements évitant le conflit de coiffe *2*
  - renforcement des **abaisseurs de l'omoplate** *2*
- En cas d'échec, on peut réaliser une **infiltration** gléno-humérale de corticoïdes *2*
- **Reprise progressive** d'une activité normale dès que la douleur s'est calmée *2*

---

6. Que vous évoque ce tableau ? *(5)*

- Rupture complète de la coiffe des rotateurs *5*

---

7. Quels seront les résultats attendus du bilan radiologique que vous avez demandé avant de lui proposer un traitement chirurgical ? *(20)*

- **Radiographies standard** : *4*
  - **ascension de la tête humérale et diminution de l'espace acromio-huméral** *4*
  - **rupture du cintre omo-huméral** *2*
  - **ostéophytes** de la face inférieure de l'acromion .... *NC*
  - **calcifications** tendineuses .... *NC*
- Échographie (opérateur dépendant mais examen simple, peu coûteux et facile à réaliser) : peut permettre de mettre en évidence une rupture de coiffe (hypoéchogénicité en cas de rupture du long biceps due au vide de la gouttière bicipitale) *2*
- Arthrographie couplée à un **arthroscanner** de l'épaule droite ou **arthro-IRM** : *3*
  - fuite sous-acromiale de produit de contraste *3*
  - montre l'étendue de la rupture de coiffe *2*
  - le scanner permet d'évaluer la dégénérescence graisseuse des muscles secondairement à la rupture .... *NC*
  - IRM : hypersignal en T2 témoignant avec beaucoup de précision de l'étendue de la lésion tendineuse. .... *NC*

---

8. Quels sont les 2 paramètres « trophiques » nécessaires pour garantir le succès de l'intervention ? *(5)*

- **Pas de dégénérescence graisseuse** des muscles de la coiffe (rupture ancienne passée inaperçue) *2*
- **Pas d'omarthrose** gléno-humérale évoluée *3*

Conseils du conférencier

→ *Pathologie extrêmement fréquente, de diagnostic clinique.*

→ *Bien maîtriser les manœuvres cliniques, notamment celles citées dans la conférence de consensus.*

››› Références

- *Modalités de prise en charge d'une épaule douloureuse chronique non instable chez l'adulte*, recommandation pour la pratique clinique, HAS, 2005.
- *Pathologies non opérées de la coiffe des rotateurs et masso-kinésithérapie*, recommandation pour la pratique clinique, HAS, 2001.

››› Items abordés dans ce dossier

N° 257 – Lésions ligamentaires et méniscales du genou et de la cheville.

N° 306 – Douleur des membres et des extrémités.

Dossier n° 10 Saumon et riz ★

Énoncé

Votre confrère généraliste vous adresse une patiente de 61 ans, jeune retraitée, avec la lettre suivante :

« Cher ami,

Merci de voir Mme M., 61 ans, sans antécédent et qui m'a consulté pour des rachialgies diffuses qui vont progressivement croissant depuis 2 mois. Ces douleurs initialement mécaniques sont devenues permanentes et intenses à chaque effort de sa vie quotidienne et plus récemment insomniantes. Compte tenu de l'aggravation et du fait que ni le repos ni les antalgiques ne la soulagent, je lui ai demandé de réaliser un bilan biologique que tu trouveras avec cette lettre. Note également qu'elle a perdu, bien involontairement, 4 kg en 3 semaines et pèse désormais 51 kg pour 1,65 m. »

Votre interrogatoire retrouve les mêmes données. L'examen physique ne retrouve aucune anomalie des constantes, une douleur rachidienne en mobilisation et à la palpation des épineuses thoraciques basses alors que l'examen neurologique est normal.

Bilan biologique réalisé avant-hier :
– hémoglobine : 8,3 g/dL ;
– globules blancs : 5400/mm^3 ;
– plaquettes : 210 000/mm^3 ;
– VS : 90 mm à la 1re heure ;
– Na^+ : 139 mmol/L, K^+ : 4,0 mmol/L, Ca^{++} total : 2,8 mmol/L, créatininémie : 160 µmol/L ;
– électrophorèse des protides sériques : pic dans les gammaglobulines ;
– protéinurie des 24 h : 1,9 g.

? Questions

1. Quel est votre diagnostic ? Argumentez.

2. Quels éléments de l'observation vont à l'encontre du diagnostic d'immunoglobuline monoclonale bénigne ?

3. Quel bilan radiographique demandez-vous ?

4. Jugez-vous utile de pratiquer un scanner dorsolombaire avec injection en cas d'anomalies retrouvées sur le bilan initial ? Pourquoi ?

5. Quels sont les mécanismes possibles de l'anémie dans ce contexte ?

6. Quels sont les critères permettant d'évaluer la masse plasmocytaire et le pronostic ?

Première lecture et réflexes

- Douleurs osseuses s'aggravant et âge moyen : évoquer les causes néoplasiques (métastases, myélome, lymphome) et les infections. Biopsie osseuse souvent nécessaire.
- Poids et taille : calcul de l'IMC.
- VS élevée : évoquer le myélome et rechercher les atteintes graves des classifications pronostiques.
- Insuffisance rénale aiguë : échographie rénale en urgence pour éliminer un obstacle sur les voies urinaires, ionogramme urinaire et sanguin, contre-indication aux néphrotoxiques et aux produits de contraste iodée car protéinurie et suspicion de myélome.
- Calcémie : calcul de la calcémie corrigée : Ca mesurée + 0,02 × (40 – albumine).

Réponses

1. Quel est votre diagnostic ? Argumentez. ***(20)***

■ **Myélome multiple** ou maladie de Kahler *5*

■ Arguments :
– anamnèse : .... *NC*
  • douleurs rachidiennes *1*
    - d'intensité croissante *1*
    - survenues en l'absence de facteur déclenchant *1*
    - **d'horaire mixte** *1*
  • altération de l'état général *1*
– clinique : apyrexie, douleurs à la palpation des épineuses dorsales *2*
– biologie : .... *NC*
  • **pic dans les gammaglobulines à l'électrophorèse** *2*
  • **VS augmentée** *2*
  • **anémie** *1*
  • **hypercalcémie** *1*
  • **insuffisance rénale** *1*
  • **protéinurie** *1*

2. Quels éléments de l'observation vont à l'encontre du diagnostic d'immunoglobuline monoclonale bénigne ? ***(15)***

■ **Altération de l'état général** *3*

■ Signes traduisant une atteinte osseuse : *2*
– **douleurs rachidiennes** *1*
– **hypercalcémie** *1*

■ Signes traduisant un envahissement médullaire : *2*
– **anémie** *2*

■ Signes traduisant une atteinte rénale : *2*
– **créatininémie augmentée** *1*
– **protéinurie** *1*

3. Quel bilan radiographique demandez-vous ? *(15)*

- **Crâne** face et profil *2*
- **Rachis** entier face et profil *2*
- Clichés centrés sur D10 à D12 de face et de profil *2*
- **Bassin** face *2*
- **Fémurs** face et profil *2*
- **Humérus** face et profil *2*
- **Thorax** de face *3*

4. Jugez-vous utile de pratiquer un scanner dorsolombaire avec injection en cas d'anomalies retrouvées sur le bilan initial ? Pourquoi ? *(15)*

- **Non (PMZ)** : *5*
- – **injection d'iode** formellement **contre-indiquée** dans ce contexte de gammapathie monoclonale avec **insuffisance rénale** déjà existante *5*
- – risque de décompensation aiguë de l'insuffisance rénale *5*
- – risque de compression médullaire secondaire à l'envahissement probable de D10-D12, à évaluer par **IRM dorsale** .... *NC*

5. Quels sont les mécanismes possibles de l'anémie dans ce contexte ? *(15)*

- **Insuffisance médullaire** due à l'infiltration plasmocytaire *3*
- **Hémodilution** en cas de pic important des gammaglobulines *3*
- **Anémie hémolytique auto-immune** *3*
- **Insuffisance rénale chronique** *3*
- **Iatrogène** (saignements digestifs provoqués par l'aspirine) *3*

6. Quels sont les critères permettant d'évaluer la masse plasmocytaire et le pronostic ? *(20)*

- Évaluent la masse tumorale :
  - – classification de **Salmon et Durie** : *2*
    - • **hémoglobine** *1*
    - • **calcémie** *1*
    - • **dosage pondéral** de l'immunoglobuline monoclonale *2*
    - • **nombre de lésions osseuses radiologiques** *2*
  - – dosage des **LDH** et **b2 microglobuline** *2*
- Autres critères de mauvais pronostic :
  - – présence d'une **insuffisance rénale** *2*
  - – **CRP** *1*
  - – **albumine** *2*
  - – calcul du **score ISS** *2*
  - – protéinurie à **chaînes légères** *1*
  - – **âge jeune** *1*
  - – **typage immunohistochimique** de l'immunoglobuline monoclonale : chaînes légères et IgD *1*

Conseils du conférencier

- *Dossier classique, pathologie de moins en moins rhumatologique, revenant aux hématologues.*
- *Le myélome reste une cause d'ostéoporose sévère sans atteinte typique osseuse parfois.*
- *Bien connaître, en plus de la classification de Salmon et Durie, l'impact de la CRP, bêta-2-microglobuline et albumine du score ISS.*

⟫ Référence

International Myeloma fundation : recommandations en français, 2011-2012.

⟫ Items abordés dans ce dossier

N° 126 – Immunoglobuline monoclonale.

N° 166 – Myélome multiple des os.

N° 186 – Asthénie et fatigabilité.

N° 297 – Anémie.

Dossier n° 11 Mimolette ★★

Énoncé

Vous vous préparez à aller voir un nouveau patient en lisant la fiche des pompiers : « un homme de 61 ans est debout et subitement pris d'une douleur du mollet droit ».

Votre interrogatoire minutieux vous permet de déterminer que cette douleur a débuté brutalement chez lui alors qu'il cuisinait au retour du travail. La douleur est permanente, insomniante et s'accompagne d'une quasi-impossibilité de poser l'appui sur le membre inférieur droit.

Comme antécédents, vous notez une hypertension artérielle traitée par l'association hydrochlorthiazide – enalapril depuis 2 ans et des douleurs diffuses du genou droit à la marche avec épisodes de gonflements, pour lesquels il prend ponctuellement du paracétamol ou de l'ibuprofène.

L'examen clinique retrouve :
- poids : 90 kg, taille : 170 cm ;
- TA : 148/88 mmHg, FC : 92 bpm, T° : 37,8 °C ;
- mollet droit de diamètre +4 cm par rapport au côté gauche, inflammatoire avec croissant ecchymotique malléolaire ;
- choc rotulien droit minime, mobilisation du genou douloureuse avec perte de flexion à 110°. Déviation des jambes en dedans en station debout.

Questions

1. Vous évoquez parmi les diagnostics celui de phlébite de jambe droite, le score de Wells étant à –1. La constatation d'un signe de Homans vous renforce-t-elle dans ce diagnostic ? Justifiez. Quelle est la signification de la valeur numérique du score de Wells ? Quel est l'examen que vous réaliserez en 1re intention pour étayer ce diagnostic ?

2. Le diagnostic de phlébite est éliminé. Quel diagnostic évoquez-vous comme le plus probable ? Argumentez. Quel examen réalisez-vous pour le confirmer ?

3. Quels examens radiologiques pratiquez-vous pour les épisodes de gonflement du genou ? Qu'en attendez-vous ?

4. Quel autre examen indispensable devra être réalisé chez ce patient ? Qu'en attendez-vous ?

Deux ans plus tard, il revient aux urgences pour une douleur extrême du genou opposé, 48 heures après avoir passé son week-end à refaire le carrelage de sa salle de bain. L'examen retrouve une peau infiltrée et inflammatoire en regard de la rotule, l'absence de choc rotulien mais une vive douleur à la pression rotulienne lors de cette manœuvre. La température est à 38,4 °C. Les radiographies du genou ne montrent pas de signes d'arthrite.

5. Quel diagnostic est le plus probable ?

Première lecture et réflexes

- Douleur de jambe : raisonnement anatomique en pensant surtout à éliminer la thrombose veineuse profonde (phlébite).
- Diagnostics différentiels nombreux en rhumatologie : rupture de kyste poplité, douleur radiculaire de sciatique tronquée au mollet, lésion musculaire... Penser également à l'érysipèle...
- Épanchement articulaire ponctionnable = PLA et analyse macroscopique, cytologique, bactériologique et recherche de microcristaux.
- Poids et taille = calcul de l'IMC.

Réponses

1. Vous évoquez parmi les diagnostics celui de phlébite de jambe droite, le score de Wells étant à –1. La constatation d'un signe de Homans vous renforce-t-elle dans ce diagnostic ? Justifiez. Quelle est la signification de la valeur numérique du score de Wells ? Quel est l'examen que vous réaliserez en 1re intention pour étayer ce diagnostic ? *(15)*

■ Signe de Homans :
– non *2*
– **aucune spécificité** du diagnostic de phlébite *2*

Remarque *: idem pour le ballotement du mollet.*

■ **Score de Wells**
– inférieur ou égal à 0 : probabilité clinique de phlébite faible *2*
– négatif car item à –2 appliqué : « diagnostic différentiel de phlébite au moins aussi probable » *2*

■ D-Dimères *5*
– car négatifs élimineront le diagnostic avec une VPN de 100 % *2*

---

2. Le diagnostic de phlébite est éliminé. Quel diagnostic évoquez-vous comme le plus probable ? Argumentez. Quel examen réalisez-vous pour le confirmer ? *(20)*

■ Rupture d'un kyste poplité *5*

■ Arguments :
– terrain :
  • *genu varum* *1*
  • obésité avec BMI = 31,1 kg/m^2 .... *2*
– anamnèse : contexte d'hydarthrose du genou droit à répétition *1*
– croissant malléolaire *2*
– clinique très évocatrice de rupture de kyste poplité (simulant une phlébite) *3*
– signes négatifs : normalité des examens éliminant une phlébite .... *NC*

■ Examen : échographie du genou et creux poplité *6*

3. Quels examens radiologiques pratiquez-vous pour les épisodes de gonflement du genou ? Qu'en attendez-vous ? *(20)*

■ Radiographies standard :
– genoux de **face en charge** *3*
– genoux droit et gauche de **profil en flexion à 30°** *3*
– genoux de **face en charge et en flexion à 30° (Schuss)** *2*
– incidence **fémoro-patellaire** *2*

■ Résultats attendus :
– gonarthrose : pincement localisé, ostéophytose, géodes, condensation sous-chondrale *5*
– épanchement du cul-de-sac sous-quadricipital *5*

4. Quel autre examen indispensable devra être réalisé chez ce patient ? Qu'en attendez-vous ? *(20)*

■ **Ponction de liquide articulaire (PMZ)** *4*
– genou droit *2*
– avec analyse **bactériologique** *1*
– **anatomopathologique** *1*
– recherche de **microcristaux** *1*

■ Résultats attendus :
– liquide visqueux, filant *2*
– pauvre en cellules *2*
– < 1000 éléments/mm^3 .... *2*
– aseptique *2*
– sans microcristaux *3*

5. Quel diagnostic est le plus probable ? *(20)*

■ Hygroma ou bursite pré-rotulienne *10*
– droite *5*
– surinfecté(e) *5*

Remarque : *favorisé par le carrelage à genoux.*

Conseils du conférencier

➜ *Diagnostic différentiel classique de la phlébite (kyste poplité).*

➜ *Tombable sous la forme d'une question dans un dossier.*

➜ *Un croissant ecchymotique au-dessus de la malléole interne et un œdème prenant le godet sont des signes fréquemment associés à cette rupture.*

⟫ Items abordés dans ce dossier

N° 57 – Arthrose.

N° 135 – Thrombose veineuse profonde et embolie pulmonaire.

N° 306 – Douleur des membres et des extrémités.

N° 307 – Douleur et épanchement articulaire. Arthrite d'évolution récente.

Dossier n° 12 — Partenaire particulier

★★

Énoncé

Un nouveau patient est arrivé dans vos lits ! Il s'agit d'un jeune homme de 25 ans hospitalisé après son passage aux urgences pour des arthralgies. Celles-ci ont débuté il y a 48 heures et touchent le genou gauche et la cheville droite avec gonflements, impossibilité de marche et réveils nocturnes.

L'interrogatoire systématique de votre externe vous indique l'absence d'antécédents particuliers et d'allergies, un tabagisme occasionnel « en soirée » et un mode de vie estudiantin. Il n'y a pas de prise de toxiques. Il rapporte également un épisode de diarrhée il y a 3 semaines spontanément résolutive, une urétrite il y a un an sans diagnostic bactériologique et résolutive sous traitement présomptif, ainsi que des picotements des yeux et une rougeur depuis 3 jours.

À l'examen physique :
– T° = 37,6 °C ; TA = 123/69 mmHg, FC = 78 bpm ;
– marche impossible du fait de la douleur ;
– empâtement chaud de la cheville et du genou avec choc rotulien ;
– autres articulations mobiles indolores ;
– pustulose palmo-plantaire ;
– écoulement urétral et balanite circinée. Pas d'ulcération.

Les examens biologiques pratiqués aux urgences retrouvent :
– NFS, ionogramme sanguin, créatinine, BHC normaux ;
– CRP : 70 mg/L ;
– BU : leucocyturie isolée, ECBU stérile.

Questions

1. Quel diagnostic évoquez-vous ? Sur quels arguments ?
2. Quelles sont les étiologies microbiennes possibles de ce syndrome (en général) ?
3. Si l'on recherchait les antigènes d'histocompatibilité chez ce patient, quel serait celui qu'on aurait le plus de chance de retrouver ? Son absence remettrait-elle en question le diagnostic ? Expliquez.
4. Quelles sont les évolutions possibles de cette affection ?
5. Quels autres symptômes peuvent accompagner ce syndrome ?
6. Quelles sont les modalités thérapeutiques à ce stade aigu de la maladie ?

Première lecture et réflexes

- Homme jeune : MST, diagnostic et dépistage des autres infections sexuellement transmissibles, dépistage et traitement des partenaires, déclaration obligatoire selon le diagnostic, conseils de prévention...
- Arthralgies et urétrite : penser principalement aux arthrites réactionnelles (ancien Fiessinger-Leroy-Reiter, faisant partie de la famille des spondylarthrites) et au rhumatisme gonococcique (éventuellement *Chlamydia*).
- Poids et taille : calcul de l'IMC.
- Atteinte cutanée : prélèvement de peau, biopsie (toujours avec analyse histologique et immunofluorescence).
- Fièvre : bilan infectieux, porte d'entrée, etc.

Réponses

1. Quel diagnostic évoquez-vous ? Sur quels arguments ? *(20)*

■ **Oligoarthrite aiguë réactionnelle** : *4*
– anciennement syndrome de Fiessinger-Leroy-Reiter .... *NC*
– secondaire probablement à une infection digestive (diarrhée) *2*
– **dans le cadre des spondylarthrites** .... *NC*

■ Arguments :
– terrain : **homme jeune**, antécédent **d'urétrite** amicrobienne *2*
– anamnèse : épisode d'écoulement urétral et de diarrhée, 3 semaines avant l'oligoarthrite. *2*
– clinique : oligoarthrite inflammatoire, asymétrique, non migratrice : *3*
  • balanite, urétrite, conjonctivite *3*
  • atteinte des muqueuses génitales et **pustulose palmo-plantaire** *1*
– biologie : **syndrome inflammatoire** sans hyperleucocytose à polynucléaires neutrophiles *1*
– signes négatifs :
  • **ECBU stérile** *1*
  • absence de syndrome septicémique gonococcique *1*

2. Quelles sont les étiologies microbiennes possibles de ce syndrome (en général) ? *(15)*

■ Infections uro-génitales (probablement non en cause dans ce cas particulier) : *2*
– ***Chlamydia*** *trachomatis* *2*
– **mycoplasmes** : *ureaplasma urealyiticum* *2*

■ Infections digestives : *2*
– *shigella flexneri* *2*
– *Yersinia enterocolitica* *2*
– *Yersinia pseudotuberculosis* .... *NC*
– *Salmonella typhi* *1*
– *campylobacter jejuni* *1*
– *Klebsielles* *1*

3. Si l'on recherchait les antigènes d'histocompatibilité chez ce patient, quel serait celui qu'on aurait le plus de chance de retrouver ? Son absence remettrait-elle en question le diagnostic ? Expliquez. *(15)*

■ **HLA B27** *8*

■ Non, car on ne le retrouve que dans 50 % des arthrites réactionnelles *7*

4. Quelles sont les évolutions possibles de cette affection ? *(15)*

- Dans 2 cas sur 3, guérison en 3 à 6 mois mais récidives fréquentes lors de réinfections *8*
- Dans 1 cas sur 3, évolution vers un rhumatisme chronique type spondylarthrites *7*

5. Quels autres symptômes peuvent accompagner ce syndrome ? *(15)*

- **Entésopathies** (douleur et inflammation de la jonction ostéotendineuse) *3*
- **Orteils ou doigts en saucisse** *4*
- **Sacro-iliite** (plus rare) *2*
- **Uvéite** antérieure *3*
- Cervicite chez les femmes *1*
- Psoriasis unguéal ou cutané *2*
- Atteintes cardiaques rares (troubles du rythme, insuffisance aortique) .... *NC*

6. Quelles sont les modalités thérapeutiques à ce stade aigu de la maladie ? *(20)*

- Hospitalisation .... *NC*
- **Repos** au lit *4*
- **AINS** *per os*, hors contre-indications **(PMZ)** : *2*
  - forme à libération prolongée, le soir *2*
  - exemple : diclofénac (Voltarène®) LP 100 mg, 1 le soir et diclofénac (Voltarène®) 50 mg, 1 le matin *2*
- Protection gastrique si intolérance digestive antérieure *3*
- Collyres antiseptiques et corticoïdes dans les yeux *2*
- Application locale de corticoïdes sur la balanite *3*
- **Prévention des complications de décubitus** *2*
- Surveillance **(PMZ)** .... *NC*

Conseils du conférencier

→ *L'arthrite réactionnelle est une forme particulière sensible aux AINS, pas si fréquente.*

→ *Le diagnostic est dépendant de l'interrogatoire et de l'examen physique. Il fait partie du groupe des spondylarthrites, pouvant évoluer vers une atteinte chronique périphérique et/ou axiale et/ou enthésitique, avec uvéites, manifestations radiologiques (enthésophytes, sacro-iliite, etc.).*

→ *Présentation souvent stéréotypée.*

››› Items abordés dans ce dossier

N° 92 – Infections ostéoarticulaires. Discospondylite.

N° 95 – Maladies sexuellement transmissibles : gonococcies, chlamydiose, syphilis.

N° 174 – Prescription et surveillance des anti-inflammatoires stéroïdiens et non stéroïdiens.

N° 282 – Spondylarthrite ankylosante.

N° 307 – Douleur et épanchement articulaire. Arthrite d'évolution récente.

Dossier n° 13 — Haut les mains !

★★

Énoncé

Mme O., 54 ans, vous consulte avec ses examens pour une douleur d'épaule remontant à 3 mois.

Elle vous raconte que ces douleurs ont débuté quelques jours après une crise comitiale généralisée comme il lui arrive rarement d'en faire depuis une résection de méningiome temporal.

La dernière crise date de 3 mois et demi. Cela la réveillait souvent et elle ne pouvait quasiment plus utiliser son épaule gauche. Elle a également remarqué une raideur de ses doigts. La kinésithérapie pratiquée, dès les premières douleurs, n'a pas permis d'améliorer sa situation. C'est pour cela qu'elle vous consulte.

Vous notez, dans ses antécédents, une hypertension artérielle traitée par losartan, une dyslipidémie sous statines et une allergie au valproate. Elle est actuellement traitée pour une tuberculose diagnostiquée devant une intradermo-réaction à la tuberculine avec phlyctènes et pratiquée après la découverte d'une tuberculose pulmonaire chez un collègue.

Votre examen retrouve une épaule extrêmement douloureuse avec une perte discrète des mobilités en comparaison avec l'épaule opposée. Les manœuvres tendineuses sont peu douloureuses même contre résistance.

Des examens standards biologiques n'ont pas retrouvé d'anomalies notamment de syndrome inflammatoire.

L'iconographie est soumise à votre interprétation (*voir page suivante*).

? Questions

1. Rappelez les mobilités normales de l'épaule.

2. Interprétez l'iconographie (*page suivante*). Quel diagnostic évoquez-vous ?

3. Quels facteurs favorisants de cette pathologie suspectez-vous dans l'énoncé ? Quels sont les autres facteurs classiques ?

4. Que pensez-vous de la kinésithérapie dans la prise en charge passée et future de Mme O. ?

5. Quelle est l'évolution habituelle de cette maladie ?

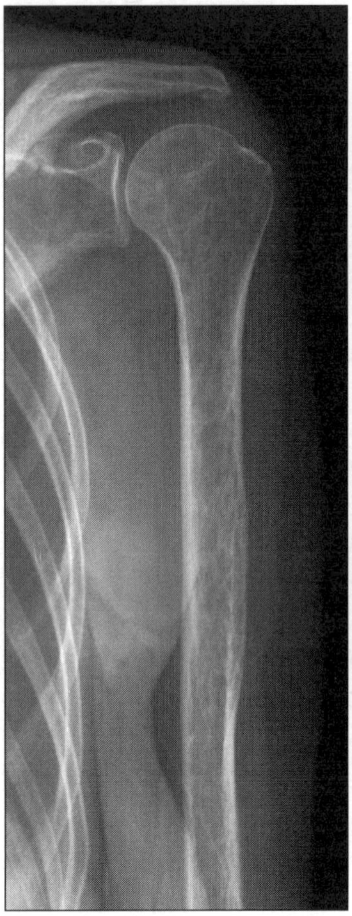

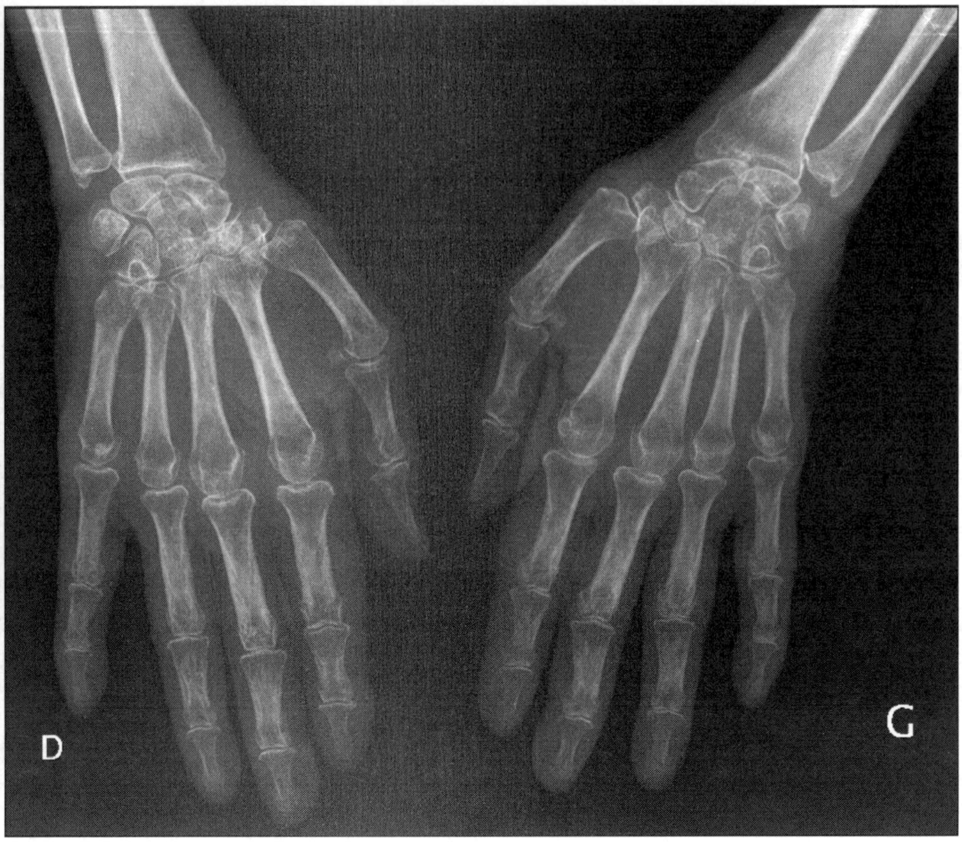
D
G

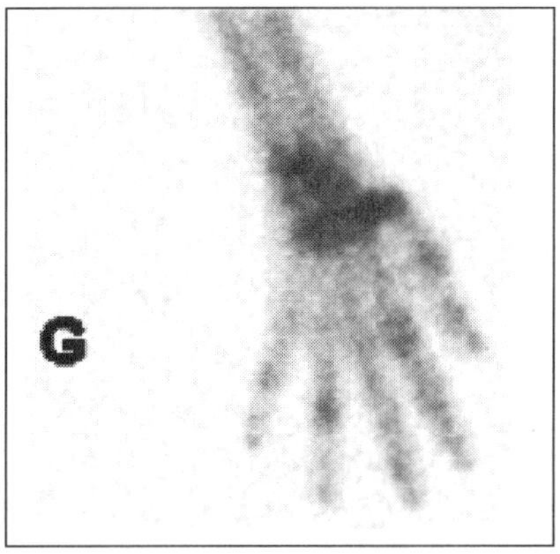
G

Première lecture et réflexes

- Crise comitiale et douleur d'épaule : en aigu, luxation/fracture humérale.
- Penser à l'algoneurodystrophie en cause chronique, notamment sous barbituriques.
- Chronologie donnée : déterminer le mode évolutif et le facteur déclenchant.
- Mobilités d'épaule normales : en faveur d'une tendinopathie, pathologie osseuse ou douleur projetée. Argument contre une cause articulaire, capsulaire.

Réponses

1. Rappelez les mobilités normales de l'épaule. *(20)*

■ Flexion ou antépulsion : *2*
– 180° : *2*
  • dont 90 premiers degrés par l'articulation gléno-humérale puis scupulothoracique .... *NC*

■ Abduction ou élévation latérale : *2*
– 180° *2*

■ Extension ou rétropulsion : *2*
– 50° *2*

■ Adduction : *1*
– 50° *1*

■ Rotation externe coude au corps : *2*
– 80° *1*

■ Rotation interne : *2*
– 90° *1*

2. Interprétez l'iconographie. Quel diagnostic évoquez-vous ? *(20)*

■ Radiographie d'épaule gauche de face : *2*
– rotation neutre .... *NC*
– **hypertransparence osseuse :** *1*
  • **mouchetée ou pommelée** *2*
  • **régionale** *3*
– amincissement de l'os sous-chondral *1*
– prédominance épiphysaire *1*
– pas d'atteinte gléno-humérale *2*

■ Radiographie des mains de face : .... *NC*
– déminéralisation épiphysaire en bande des têtes métacarpiennes et des 1res phalanges *2*
– déminéralisation régionale du carpe et de l'extrémité distale du radius *1*
– respect des interlignes articulaires .... *NC*

■ Scintigraphie osseuse centrée sur la main gauche : *1*
– hyperfixation diffuse du carpe *2*

■ Au total, **algodystrophie avec syndrome épaule main gauche** (*2 pts* si complet) *2*

3. Quels facteurs favorisants de cette pathologie suspectez-vous dans l'énoncé ? Quels sont les autres facteurs classiques ? *(20)*

■ Dans l'énoncé :
- **traumatisme** du membre supérieur après crise comitiale *2*
- **kinésithérapie** intensive *2*
- traitement anticomitial possible par **barbituriques** *2*
- traitement antituberculeux prophylactique avec **isoniazide** *2*
- **dyslipidémie** *2*
- **tumeur** cérébrale (récidive ?) .... *NC*

■ Autres facteurs favorisants :
- intervention chirurgicale régionale *2*
- fracture, traumatisme, immobilisation plâtrée *3*
- arthrite aiguë *2*
- pathologie neurologique : *1*
- hémiplégie, Parkinson, neuropathie .... *NC*
- pathologies régionales : infarctus du myocarde, pathologie pleuro-pulmonaire, péricardite, cancer du sein... .... *NC*
- endocrinopathie : diabète, dysthyroïdie .... *NC*
- grossesse *2*

4. Que pensez-vous de la kinésithérapie dans la prise en charge passée et future de Mme O. ? *(20)*

■ Risque d'**aggravation** en **phase chaude** douloureuse *10*

■ Intérêt majeur en **phase froide** : *5*
- prévention ou récupération des amplitudes articulaires et ligamentaires *5*
- respect de la non douleur sauf au stade évolué de rétraction (si capsulite d'épaule par exemple) .... *NC*

5. Quelle est l'évolution habituelle de cette maladie ? *(20)*

■ **Guérison** quasi **constante** *10*

■ **Délai variable** :
- 6 à 24 mois au membre supérieur........ *10*
- plus rapidement au membre inférieur........ *NC*

Conseils du conférencier

➜ *L'algodystrophie reste mystérieuse et son traitement n'est pas consensuel donc peu tombable en dehors de la kinésithérapie.*

➜ *Sachez évoquer cette pathologie fréquente surtout après un traumatisme.*

››› Items abordés dans ce dossier

N° 221 – Algodystrophie.

N° 306 – Douleur des membres et des extrémités.

Dossier n° 14 — Tintin et les 7 boules

★★

Énoncé

Vous recevez aux urgences une femme de 76 ans pour une douleur brutale du genou gauche, survenue à la marche 4 jours plus tôt, sans contexte traumatique.

La patiente vous dit souffrir de ses 2 genoux, à la marche en terrain plat depuis de nombreuses années, et elle vous devance en incriminant son lourd passé d'obésité malgré ses nombreuses tentatives de régime.

Elle vient vous voir inquiète car son genou a gonflé depuis 24 h et qu'elle commence à avoir de la fièvre. Les douleurs sont maintenant très intenses et la réveillent. Elle ne peut quasiment plus poser l'appui sur son membre inférieur droit.

Vous retrouvez effectivement une température à 38,3 °C, un genou rouge, tendu avec choc rotulien et un flessum. Les amplitudes sont très altérées pour le genou droit et légèrement pour le genou gauche, sans épanchement.

Questions

1. Quelles hypothèses diagnostiques principales évoquez-vous pour la douleur brutale survenue à la marche 4 jours plus tôt, sachant qu'il n'y avait alors qu'une faible altération des mobilités articulaires ?

2. Quelles hypothèses retenez-vous devant cette évolution ?

3. La ponction du genou réalisée est macroscopiquement hémorragique. À quelles étiologies, citées précédemment, pouvez-vous rattacher ce résultat ?

4. Quelles orientations attendez-vous de la ponction de genou en dehors de l'analyse macroscopique ?

5. La radiographie du genou pratiquée est reproduite page suivante. Décrivez les anomalies observées. Qu'en déduisez-vous ?

6. Citez les principaux modes révélateurs du rhumatisme en cause.

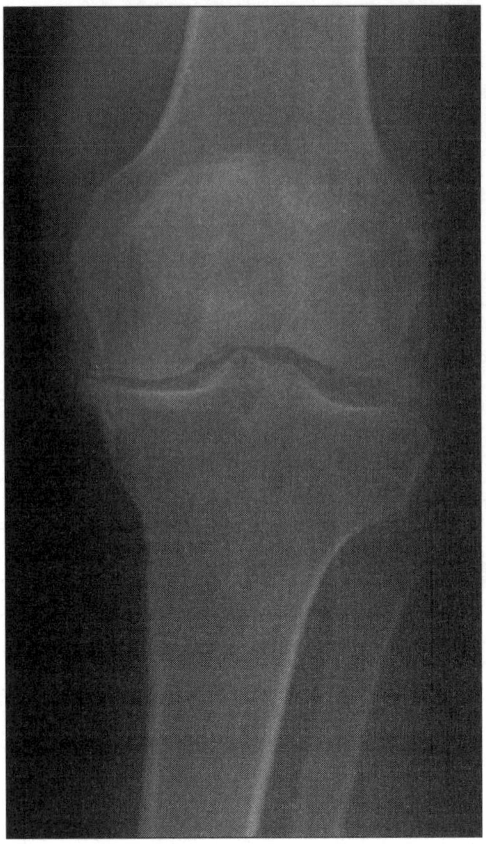

Radiographie du genou

Première lecture et réflexes

- Douleur brutale si radiographie normale : penser à fissure et fracture, ostéonécrose aseptique, algodystrophie, pathologie abarticulaire.
- Fièvre et arthrite : éliminer une cause infectieuse (même si rare). Toutes les causes d'arthrites peuvent s'associer à une fièvre.
- Épanchement articulaire : ponction et analyse cytologique, bactériologique, micro-cristaux (biochimie non pratiquée).

Réponses

1. Quelles hypothèses diagnostiques principales évoquez-vous pour la douleur brutale survenue à la marche 4 jours plus tôt sachant qu'il n'y avait alors qu'une faible altération des mobilités articulaires. ***(20)***

- **Fissure/fracture de fatigue** *4*
- **Ostéonécrose aseptique** *4*
- **Début de rhumatisme** inflammatoire/infectieux/microcristallin *4*
- **Algodystrophie** *2*
- **Méniscopathie** *3*
- **Pathologie abarticulaire** du genou *3*

Remarque : *causes de douleurs brutales à radiographies normales.*

---

2. Quelles hypothèses retenez-vous devant cette évolution ? ***(20)***

- **Arthrite septique (PMZ)** *10*
- **Arthrite microcristalline :** *3*
  - rhumatisme à pyrophosphate de calcium *2*
  - goutte *2*
- Arthrite dans le cadre de **rhumatisme inflammatoire débutant** : polyarthrite rhumatoïde, spondylarthropathie *3*

---

3. La ponction du genou réalisée est macroscopiquement hémorragique. À quelles étiologies, citées précédemment, pouvez-vous rattacher ce résultat ? ***(10)***

- **Chondrocalcinose articulaire ou rhumatisme à pyrophosphate** *7*
- Fissure osseuse, moins probable dans ce contexte inflammatoire *3*

4. Quelles orientations attendez-vous de la ponction de genou en dehors de l'analyse macroscopique ? *(20)*

- **Cytologie** : ... *4*
  - cellularité normale < 1 000/mm^3 ... *3*
  - ou inflammatoire > 2 000/mm^3 ... *3*
  - formule avec prédominance de polynucléaires (inflammatoire si > 50 %) ... *NC*
- Recherche de **microcristaux** : ... *3*
  - analyse de leur forme ... *1*
  - biréfringence en microscopie optique : goutte ou pseudo-goutte ... *1*
- **Bactériologie** : ... *NC*
  - examen direct et coloration de Gram ... *3*
  - culture à la recherche d'une cause septique ... *2*

5. La radiographie du genou pratiquée est reproduite page 54. Décrivez les anomalies observées. Qu'en déduisez-vous ? *(10)*

- Liseré calcique des ménisques : **méniscocalcinose** ... *2*
- Signes d'arthrose sévère : ... *NC*
  - **pincement** articulaire ... *1*
  - **condensation os sous-chondral** en regard du pincement : ... *1*
    - prédominant sur le compartiment interne ... *1*
  - **ostéophytose** exubérante ... *1*
- Chondrocalcinose articulaire (terme radiologique) : ... *2*
  - avec arthrose secondaire sévère ... *2*

6. Citez les principaux modes révélateurs du rhumatisme en cause. *(20)*

- Manifestations des **rhumatismes à pyrophosphate de calcium** ... *NC*
- **Arthrite aiguë** : pseudo-goutte ... *5*
- **Polyarthrite chronique** ... *5*
- **Arthrose** ... *5*
- **Arthrose destructrice rapide** ... *5*
- **Formes tophacées** ... *NC*

Conseils du conférencier

- *La chondrocalcinose peut mimer plusieurs rhumatismes différents. Le diagnostic est parfois fait a posteriori plusieurs années après le début des symptômes. Il est important de ne jamais négliger les radiographies « banales » et la ponction systématique.*
- *Souvenez-vous des causes d'arthrites par le moyen mnémotechnique « SINOVIAM » :*
  - ***S****ystémique : rhumatisme avec nombreux signes systémiques (connectivites surtout, vascularites…) ;*
  - ***I****nflammatoire : rhumatisme rarement associé à des signes systémiques (PR, spondylarthrites) ;*
  - ***N****éoplasique : métastases osseuses diffuses, lymphome, myélome pouvant donner des douleurs inflammatoires ;*
  - *h***O***rton et PPR : à évoquer si > 50 ans, douleurs diffuses des ceintures ;*
  - ***V****ascularites (dont Horton et autres) : rare mais potentiellement grave ;*
  - ***I****nfectieux : à toujours évoquer et éliminer ;*
  - ***A****rthrose en poussée : cause de douleurs inflammatoires, liquide restant mécanique ;*
  - ***M****icrocristallin : peut tout mimer, notamment le rhumatisme à pyrophosphate de calcium (chondrocalcinose articulaire). Plus fréquent chez les sujets âgés.*

››› Items abordés dans ce dossier

N° 57 – Arthrose.

N° 225 – Arthropathie microcristalline.

N° 306 – Douleur des membres et des extrémités.

N° 307 – Douleur et épanchement articulaire. Arthrite d'évolution récente.

Dossier n° 15 Nonos

★★

Énoncé

Un homme de 50 ans vous consulte pour des douleurs de fesse droite apparues il y a 6 semaines. Celles-ci se sont installées progressivement à la marche puis sont devenues de plus en plus intenses avec des réveils nocturnes et une impotence fonctionnelle. Il ne travaille plus depuis 15 jours et les séances de kinésithérapie lombaire n'ont rien changé. Les douleurs se sont même étendues à la face antérieure de cuisse et au creux inguinal. Les antalgiques de palier 1 puis 2 n'ont permis qu'un soulagement transitoire.

L'anamnèse retrouve dans ses antécédents une hypertension artérielle sous ramipril, un anévrysme de l'aorte abdominale traité par endoprothèse aortique contrôlée récemment par son chirurgien et sans signe de complication, un tabagisme à 40 paquets-années non sevré et une consommation de vin à 70 g par semaine. Il se plaint également d'une dysurie avec quelques gouttes retardataires et un jet mictionnel faible sans hématurie.

Votre examen physique met en évidence une perte de poids de 5 kg, une douleur exquise en regard de l'ischion droit, un clinostatisme sans atteinte des mobilités de hanche, et l'absence de syndrome rachidien et de déficit aux membres. Tous les pouls périphériques sont perçus, il n'y a pas d'anomalie cutanée y compris en distalité et aucun souffle n'est perçu sur les trajets vasculaires et en particulier de l'aorte.

La tension artérielle de repos est à 150/85 mmHg avec un index de pression systolique normal. L'auscultation cardiaque est normale, quelques ronchus sont retrouvés aux bases pulmonaires.

Les aires hépato-spléno-ganglionnaires sont libres. Il n'y a pas de globe vésical et l'abdomen est souple.

Questions

1. Dans ce contexte, quel élément fondamental de l'examen clinique manque-t-il ? Dans quel but ?
2. Quel est votre bilan radiologique de première intention ?
3. Votre bilan vous permet de mettre en évidence une image lytique au sein de l'ischion droit ainsi qu'une lyse moins importante de la branche ilio-pubienne droite et du toit du cotyle. Quels diagnostics pouvez-vous évoquer ?
4. Quel est votre bilan biologique ?
5. Par quels examens d'imagerie à visée osseuse (hors radiographies standard) devez-vous compléter votre bilan ?
6. Quel geste peut s'avérer nécessaire à visée diagnostique ?
7. Quels types de néoplasies doit-on rechercher en priorité devant des lésions osseuses secondaires ?

Première lecture et réflexes

- Douleur osseuse s'aggravant, inflammatoire : évoquer les néoplasies (métastases de cancers ostéophiles PPRST (Poumon Prostate Rein Sein Thyroïde, myélome, lymphome), surtout en contexte d'AEG et tabagisme.
- Penser aux infections à tropisme osseux : pyogènes, tuberculose...
- Tabagisme actif : aide au sevrage et dépistage des complications.
- Cancérologie : bilan d'extension loco-régional et à distance, bilan pré-thérapeutique. Évoquer le PPS programme personnalisé de soins, prise en charge à 100 %, annonce de la maladie, *Performance Status OMS*...
- Métastases osseuses : prévenir le risque de fracture pathologique : dépistage radiographique et imagerie en coupe, discuter les bisphosphonates, traitement étiologique du cancer.

Réponses

1. Dans ce contexte, quel élément fondamental de l'examen clinique manque-t-il ? Dans quel but ? ***(10)***

- **Toucher rectal** *4*
- Examen de la **prostate** à la recherche : *2*
  - tumeur (bénigne ou maligne) *4*
  - abcès .... *NC*
  - prostatite .... *NC*

2. Quel est votre bilan radiologique de première intention ? ***(16)***

- Radiographies standard : *4*
  - bassin de face *4*
  - hanche droite face et profil *4*
  - thorax face et profil (patient tabagique) *4*

3. Votre bilan vous permet de mettre en évidence une image lytique au sein de l'ischion droit ainsi qu'une lyse moins importante de la branche ilio-pubienne droite et du toit du cotyle. Quels diagnostics pouvez-vous évoquer ? ***(16)***

- **Localisations osseuses secondaires** d'un cancer viscéral ostéophile *4*
- **Lymphome** osseux *4*
- **Myélome** multiple *4*
- **Localisation septique** osseuse (ostéite septique) en postopératoire à point de départ prothétique *4*
- **Ostéite tuberculeuse** .... *NC*

4. Quel est votre bilan biologique ? ***(18)***

- Bilan inflammatoire : *1*
  - NFS, **VS** .... *NC*
  - **EPP** *1*
  - **CRP** *1*
- **PSA** *1*
- Protéinurie des 24 h : *1*
  - **immuno-électrophorèse** des protéines sériques et urinaires *1*
  - ionogramme sanguin, urée .... *NC*
  - **créatinine** *1*
  - **calcium** *1*
  - et phosphore *1*
    - sanguin *1*
    - et urinaire *1*
    - sur 24 heures *1*
  - **phosphatases alcalines** *1*
  - **LDH** *1*
- Bactériologie : *1*
  - **hémocultures** systématiques (au moins 3) *2*
  - ECBU *1*
  - ECBC si toux grasse .... *NC*
  - IDR à la tuberculine .... *NC*
- Autres marqueurs tumoraux inutiles à ce stade diagnostique .... *NC*

5. Par quels examens d'imagerie à visée osseuse (hors radiographies standard) devez-vous compléter votre bilan ? ***(16)***

- TDM pelvien avec fenêtres osseuses et étude approfondie des 2 lésions visibles sur les radiographies standard *6*
- Scintigraphie osseuse au technétium 99 marqué ; squelette corps entier *6*
- TDM thoracique avec reconstructions osseuses *4*

6. Quel geste peut s'avérer nécessaire à visée diagnostique ? ***(10)***

- **Ponction biopsique** de la lésion ilio-pubienne sous contrôle scanner *5*
- **Analyse anatomopathologique** des prélèvements et étude bactériologique au direct (avec coloration de Ziehl) et mise en culture sur milieux usuels et sur milieu de Lowenstein **(PMZ)** *5*

7. Quels types de néoplasies doit-on rechercher en priorité devant des lésions osseuses secondaires ? ***(14)***

- Prostate *4*
- Poumon *4*
- Sein (chez la femme) .... *NC*
- Ovaire (chez la femme) .... *NC*
- Thyroïde *2*
- Lymphome *1*
- Myélome *1*
- Testicule *1*
- Rein *1*

Conseils du conférencier

- ➜ *Dossier classique d'atteinte osseuse inflammatoire du sujet d'âge moyen.*
- ➜ *Évoquer, en premier, les néoplasies et infections même si une spondylarthrite reste possible devant cette présentation.*
- ➜ *La biopsie est essentielle.*
- ➜ *Dossier avec possibilités illimitées de questions (hypercalcémie, cancer et traitement, myélomen lymphome, complications fracturaires, prise en charge sociale, annonce du diagnostic, etc.).*

⟫ Items abordés dans ce dossier

N° 154 – Tumeurs des os primitives et secondaires.

N° 156 – Tumeurs de la prostate.

Dossier n° 16 Le Chouch'aine

★★

Énoncé

L'interne des urgences vient vous présenter, en rhumatologie, un patient pour qui elle souhaiterait un avis.

Le patient concerné est M. B., 46 ans, Breton et qui présente une douleur de hanche droite depuis 6 mois progressivement aggravée.

La douleur irradie parfois au genou, est purement mécanique et réduit le périmètre de marche à 500 m. La gêne est intense dans son travail où il marche beaucoup.

Il n'y a aucun facteur déclenchant traumatique, aucun antécédent personnel et des antécédents familiaux de coxarthrose dès 45 ans. Il consomme un paquet par jour de cigarettes et une bouteille de vin par jour.

Son examen physique retrouve une obésité avec IMC à 33 kg/m^2, une douleur et limitation franche de la hanche droite alors que la hanche gauche est modérément limitée et indolore ; pas d'autre anomalie notamment rachidienne, neurologique et vasculaire.

La radiographie du bassin a été réalisée ce jour (*voir page suivante*).

Questions

1. Décrivez la radiographie de bassin. Complétez le bilan radiologique.

2. Quel est votre diagnostic ? Sur quels arguments cliniques ?

3. Quels facteurs favorisants de la coxarthrose retrouvez-vous chez ce patient ?

4. De quelles mesures préventives aurait-il pu bénéficier ?

5. De quels traitements disposez-vous dans le cas présent ?

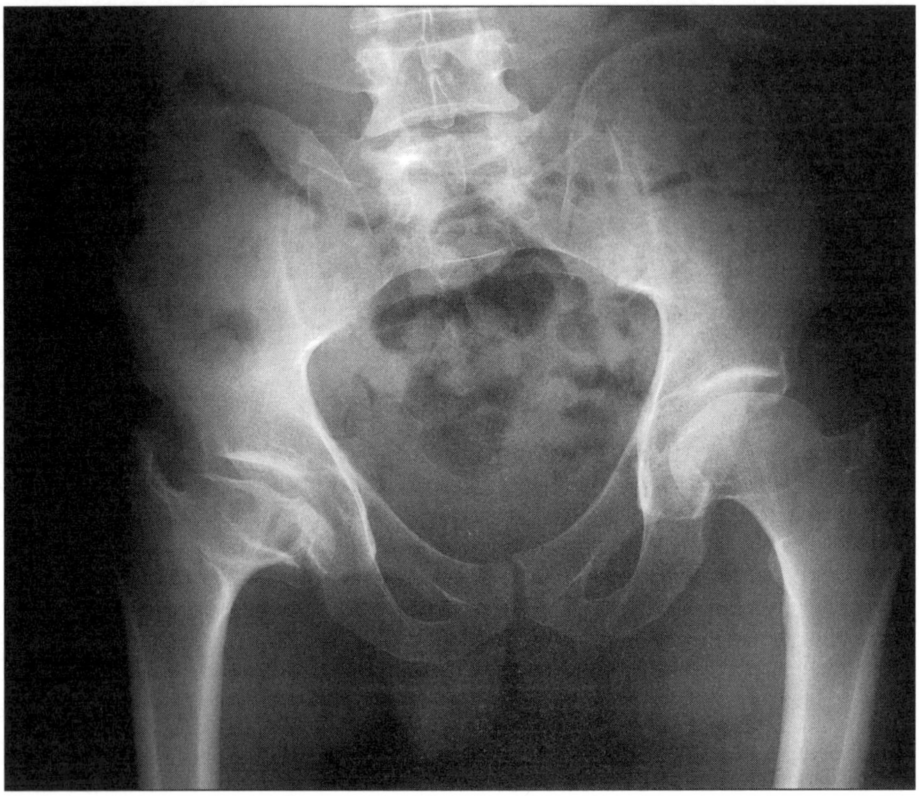

Première lecture et réflexes

- Terrain alcoolo-tabagique : prévention du syndrome de sevrage et des complications carentielles, aide au sevrage, conseil minimal, bilan des complications, mauvaise observance, risque infectieux. En rhumatologie : rhumatisme psoriasique, goutte, infections et PR pour le tabagisme.
- Doses d'alcool et tabac : calculer et chiffrer la consommation.
- Breton : dysplasie de hanche, hémochromatose (alcool)...
- HTA : confirmer, classer selon le stade, prévenir grâce aux objectifs chiffrés.
- Altération des amplitudes articulaires : évoquer une pathologie de l'articulation (cartilage, capsule articulaire) ou une déformation osseuse au contact.

Réponses

1. Décrivez la radiographie de bassin. Complétez le bilan radiologique. *(20)*

- **Coxarthrose droite** : *5*
  - **pincement** coxofémoral *1*
  - **ostéophytose** cotyloïdienne droite débutante *1*
  - **géode** cotyloïdienne *1*
- Déformation de la tête fémorale bilatérale plus marquée à droite .... *NC*
- **Dysplasie de hanche bilatérale** : *4*
  - **insuffisance de couverture cotyloïdienne** externe droite et gauche (**VCE** < 25°) *2*
  - coxa plana bilatérale (**angle cervicodiaphysaire** < 100°) *2*
- Examens complémentaires :
  - hanche droite face et faux profil de Lequesne *4*

2. Quel est votre diagnostic ? Sur quels arguments cliniques ? *(20)*

- Coxarthrose droite sur dysplasie de hanche bilatérale *8*
- Arguments :
  - terrain : *1*
    - **origine bretonne** *2*
    - **obésité** grade 1 .... *1*
    - âge jeune *1*
    - travail difficile *1*
  - anamnèse : *1*
    - douleur inguinale droite irradiant au genou *1*
    - **horaire mécanique** *1*
    - **réduction du périmètre de marche** *1*
  - clinique : limitation douloureuse de la hanche droite *2*

3. Quels facteurs favorisants de la coxarthrose retrouvez-vous chez ce patient ? *(20)*

- **Dysplasie congénitale** de hanche (origines bretonnes) *5*
- **Antécédents familiaux** *5*
- **Obésité** *5*
- **Surutilisation** professionnelle *5*

4. De quelles mesures préventives aurait-il pu bénéficier ? ***(20)***

- Régime amaigrissant *6*
- Éviter le port de charges lourdes *4*
- **Reclassement professionnel** *4*
- **Kinésithérapie** et protection articulaire de hanche *6*

5. De quels traitements disposez-vous dans le cas présent ? ***(20)***

- Repos *4*
- **Antalgiques** de classe I ou II (paracétamol ± dextropropoxyphène chlorhydrate ou codéine) *4*
- **AINS** avec protecteurs gastriques *4*
- En cas d'échec : **infiltrations** de la hanche aux corticoïdes *4*
- En cas d'échec des traitements médicaux et si l'impotence fonctionnelle s'aggrave : **arthroplastie totale de hanche** en fonction de l'âge du patient........ *4*

Conseils du conférencier

→ *Dossier d'arthrose secondaire avec énoncé orientant vers de nombreuses causes mécaniques d'atteinte articulaire.*

→ *Cause fréquente, souvent évoluée sur un terrain associé à une mauvaise observance.*

››› Item abordé dans ce dossier

N° 57 – Arthrose.

Dossier n° 17 — Bon pied bon œil

★★

Énoncé

Un homme de 43 ans vient en urgence pour une douleur vive de l'œil droit depuis ce matin. Vous apprenez par ailleurs qu'il est un bon vivant, qu'il fume 1 paquet de cigarettes par jour et consomme 1 bouteille de vin au repas et 2 bières dans la journée. Il dit être stressé par son travail et sa femme.

Il vous dit aussi qu'il souffre depuis 10 ans de psoriasis cutané des coudes et du cuir chevelu et de douleurs des mains. Il a, depuis 2 jours, son gros orteil gauche gonflé comme une « knacki ». Il est aussi traité par propranolol pour une HTA.

Votre examen retrouve pour l'œil une rougeur en cercle autour de la cornée. Sur le plan rhumatologique, vous retrouvez plusieurs synovites des métacarpophalangiennes et métatarsophalangiennes et un gonflement diffus du gros orteil gauche avec crépitations en regard du tendon extenseur de l'hallux gauche. L'examen des phanères retrouve une langue géographique dépapillée et un psoriasis vulgaire des coudes et de la bordure du cuir chevelu.

Questions

1. Quels diagnostics évoquez-vous à ce stade pour l'atteinte ophtalmologique ? Quel est le plus probable dans ce contexte ? Quels éléments sémiologiques ophtalmologiques pouvez-vous retrouver en faveur de votre diagnostic ?
2. Quel diagnostic évoquez-vous concernant l'atteinte de la langue ?
3. Quel est votre diagnostic pour l'atteinte du gros orteil ? Quelles étiologies peut-on évoquer devant cette atteinte ?
4. Parmi les examens complémentaires demandés, vous retrouvez un antigène HLA B27 négatif et des facteurs antinucléaires au 1/320e sans spécificité. Que pouvez-vous évoquer devant l'élévation des FAN ? La négativité du B27 modifie-t-elle votre diagnostic étiologique ? Précisez.
5. Vous proposez un traitement par méthotrexate. Détaillez le rythme d'administration, la voie utilisée et la surveillance sous ce traitement.
6. Six ans après, votre traitement est un échec et le patient revient vous voir et vous demande s'il peut bénéficier des anti-TNF alpha. Vous lui répondez favorablement. Quelles molécules peuvent être utilisées ? Quel bilan préthérapeutique paraclinique réalisez-vous ?
7. Une IDR revient positive à 6 mm. Quelle est votre conduite à tenir dans les grandes lignes ?

Première lecture et réflexes

- Terrain alcoolo-tabagique : prévention du syndrome de sevrage et des complications carentielles, aide au sevrage, conseil minimal, bilan des complications, mauvaise observance, risque infectieux. En rhumatologie : rhumatisme psoriasique, goutte, infections et PR pour le tabagisme.
- Doses d'alcool et tabac : calculer et chiffrer la consommation.
- Orteil en saucisse (dactylite) : évoquer les spondylarthrites (rhumatisme psoriasis dans le contexte), atteinte prédominante périphérique dans ce cas. Rechercher l'atteinte axiale (rachis, sacro-iliaques).

Réponses

1. Quels diagnostics évoquez-vous à ce stade pour l'atteinte ophtalmologique ? Quel est le plus probable dans ce contexte ? Quels éléments sémiologiques ophtalmologiques pouvez-vous retrouver en faveur de votre diagnostic ? *(20)*

■ Diagnostic de l'atteinte ophtalmologique : œil rouge avec cercle périkératique : .... *NC*
– **uvéite** *3*
– **glaucome** aigu par fermeture de l'angle *3*
– **kératite** aiguë *3*

■ Le plus probable d'après le contexte : **uvéite** *1*

■ Éléments sémiologiques ophtalmologiques :
– **douleur profonde** *2*
– **baisse d'acuité visuelle** *2*
– **myosis**, déformation pupillaire (**synéchies irido-cristalliniennes**) *2*
– transparence cornéenne normale *2*
– lampe à fente : **phénomène de Tyndall**, **précipités rétro-cornéens**, angle ouvert *2*

---

2. Quel diagnostic évoquez-vous concernant l'atteinte de la langue ? *(5)*

■ Langue géographique de **psoriasis** *5*

---

3. Quel est votre diagnostic pour l'atteinte du gros orteil ? Quelles étiologies peut-on évoquer devant cette atteinte ? *(20)*

■ **Dactylite** de l'hallux gauche : association d'arthrite d'un rayon et de ténosynovites *10*

■ **Spondylarthropathies avec atteinte périphérique** : *6*
– SPA *1*
– rhumatisme psoriasique *1*
– rhumatisme des entérocolopathies *1*
– arthrite réactionnelle *1*

4. Parmi les examens complémentaires demandés, vous retrouvez un antigène HLA B27 négatif et des facteurs antinucléaires au 1/320e sans spécificité. Que pouvez-vous évoquer devant l'élévation des FAN ? La négativité du B27 modifie-t-elle votre diagnostic étiologique ? Précisez. *(10)*

- **FAN induits** par la prise de propranolol (médicament inducteur) *5*
- Non : *1*
– HLA B27 inconstant lors des spondylarthropathies *4*

Remarque : *de 90 % pour la SPA à moins de 50 % lors du rhumatisme psoriasique et des arthrites réactionnelles.*

---

5. Vous proposez un traitement par méthotrexate. Détaillez le rythme d'administration, la voie utilisée et la surveillance sous ce traitement. *(15)*

- **1 prise par semaine** *2*
- Voie **orale ou sous-cutanée** injectable *2*
- Surveillance :
– survenue **d'infections** *2*
– réévaluation d'un **désir de procréation** *2*
– **troubles digestifs** : nausées, vomissements *2*
– **état pulmonaire** chez le fumeur : radiographies thoracique, EFR *2*
– toxicités **hématologique et hépatique** ..... *NC*
– **surveillance biologique** rapprochée : ..... *NC*
  • **NFS, plaquettes** : **hebdomadaire pendant les 3 premiers mois, puis mensuelle** *1*
  • état rénal (**créatinine**), hépatique (**ALAT, albumine, bilirubine**) : **surveillance mensuelle** *2*

---

6. Six ans après, votre traitement est un échec et le patient revient vous voir et vous demande s'il peut bénéficier des anti-TNF alpha. Vous lui répondez favorablement. Quelles molécules peuvent être utilisées ? Quel bilan préthérapeutique paraclinique réalisez-vous ? *(20)*

- Molécules :
– infliximab (Remicade®) en perfusion toutes les 6 à 8 semaines *3*
– adalimumab (Humira®) en injection sous-cutanée tous les 15 jours *3*
– etanercept (Enbrel®) en injection sous-cutanée hebdomadaire *3*
- Bilan préthérapeutique :
– hémogramme *1*
– électrophorèse des protéines sériques *1*
– transaminases *1*
– sérologies hépatites B et C et, avec accord du patient, sérologie VIH *1*
– anticorps antinucléaires et, si positifs, anticorps anti-ADN natifs *1*
– **radiographie de thorax** *1*
– **intradermo-réaction à la tuberculine à 5 UI** (Tubertest®) *4*
– en fonction de la clinique : panoramique dentaire, radiographies des sinus, ECBU, avis cardiologique *1*

---

7. Une IDR revient positive à 6 mm. Quelle est votre conduite à tenir dans les grandes lignes ? *(10)*

- **Chimioprophylaxie antituberculeuse** *3*
- Association rifampicine + isoniazide 3 mois *1*
– ou isoniazide seule 9 mois *1*
- Pas d'anti-TNF avant au minimum 3 semaines de traitement *5*

Conseils du conférencier

- ➜ *Sujet à la mode et classique.*
- ➜ *Atteinte ophtalmologique très associée aux spondylarthrites (uvéite) et jamais à la PR (atteinte ophtalmologique = syndrome sec de Gougerot-Sjögren avec kératoconjonctivite sèche ou sclérite/épisclérite).*
- ➜ *Le maniement du méthotrexate reste un sujet très tombable (traitement spécialisé) beaucoup plus que les anti-TNF alpha.*
- ➜ *Bien connaître les médicaments inducteurs de lupus, qui peuvent donner une présentation clinique de lupus induit avec atteinte articulaire et sérites ou une élévation asymptomatique des facteurs (ou anticorps) anti-nucléaires.*
- ➜ *Bien comprendre les dosages d'anticorps anti-noyaux dont le taux s'exprime en inverse de dilution (1/dilution…) : plus le chiffre du dénominateur est élevé, plus l'anticorps est détecté sur de grandes dilutions et plus sa concentration initiale est forte donc pathologique. Le seuil est le plus souvent aux alentours de 1/180. Il existe d'autres causes non pathologiques d'augmentation des FAN (âge en particulier et médicaments).*

››› Items abordés dans ce dossier

N° 106 – Tuberculose.

N° 117 – Lupus érythémateux disséminé. Syndrome des antiphospholipides.

N° 282 – Spondylarthrite ankylosante.

N° 307 – Douleur et épanchement articulaire. Arthrite d'évolution récente.

Dossier n° 18 À bicyclette ★★

Énoncé

Mme M., 52 ans, vient vous voir en consultation pour une gonalgie gauche qui « traîne » depuis 3 ans. Celle-ci est apparue après un traumatisme minime avec une chute sur le genou sans entorse. Des radiographies pratiquées à l'époque n'avaient retrouvé aucune fracture. Les douleurs se sont ensuite aggravées depuis 6 mois avec des épisodes répétés de gonflement du genou rendant la marche quasiment impossible. Heureusement, ces douleurs et gonflements sont nettement soulagés lorsqu'elle prend du diclofénac 75 mg matin et soir pendant quelques jours. Il ne persiste alors que le fond douloureux habituel présent notamment à la descente des escaliers, en voiture sur de longs trajets et à l'accroupissement. Elle est en revanche indolore en terrain plat et au repos en particulier la nuit. Une rééducation sur bicyclette pour renforcement quadricipital a été rapidement stoppée en raison de l'exacerbation des douleurs.

Votre anamnèse ne retrouve par ailleurs aucun antécédent particulier. Votre examen physique retrouve une apyrexie, un genou gonflé avec choc rotulien, des rotules peu mobiles, un signe du rabot et des amplitudes limitées à 0/10/90 ° avec douleur en fin de flexion.

Un bilan biologique réalisé précédemment (NFS, CRP) s'est révélé normal.

Vous réalisez une ponction de liquide articulaire mettant en évidence un liquide visqueux et filant avec 300 éléments mm^3 dont 10 % de polynucléaires, l'absence de germes et microcristaux.

Des radiographies standard des genoux en charge face et profil n'ont pas retrouvé d'anomalie particulière. Les axiales 30 ° retrouvent à droite une bascule externe de la rotule avec pincement fémoro-patellaire externe, condensation sous-chondrale et ostéophytose péri-rotulienne externe.

? Questions

1. Citez les arguments de l'observation allant contre une arthrite du genou.

2. Quel est le mécanisme le plus vraisemblable de la limitation d'amplitude articulaire ? Quel signe physique relié n'a pas été recherché dans l'observation ?

3. Quel syndrome évoquez-vous sur les données cliniques ? Justifiez par l'énoncé.

4. Commentez les traitements précédemment réalisés.

5. Précisez les objectifs et moyens que vous allez préconiser sur votre ordonnance de traitements physiques.

Après un succès transitoire de votre prise en charge, les douleurs sont réapparues et la patiente est allée voir un chirurgien orthopédique pour une solution radicale. Celui-ci souhaiterait avant tout connaître de façon précise l'état « cartilagineux » de Mme M.

6. Quel examen radiologique aura la meilleure performance dans cette indication ?

L'examen pratiqué à la question 5 confirme l'existence de lésions chondrales fémoro-patellaires évoluées. L'examen clinique attentif du genou retrouve un signe physique faisant proposer au chirurgien une transposition de tubérosité tibiale antérieure.

7. Quel est ce signe ? L'opération est-elle licite ? Sur quel argument ?

8. Une viscosupplémentation est finalement réalisée. Mme M. vous demande le nom de molécule du produit injecté.

Première lecture et réflexes

- Côté précisé : à ne pas oublier dans vos réponses, notamment si geste…
- Douleur du genou : éliminer une douleur projetée de hanche.
- Évolution > 3 mois donc chronique.
- Descente des escaliers et gonalgie : syndrome rotulien.
- Choc rotulien : ponction de liquide articulaire du genou avec analyse macroscopique, cytologie, bactériologie et recherche de microcristaux.
- Liquide pauvre en cellules : arthrose.
- Radiographies avec constructions osseuses : ne pas évoquer l'arthrite (détruit l'os).

Réponses

1. Citez les arguments de l'observation allant contre une arthrite du genou. ***(20)***

■ Douleur mécanique *2*
– **aggravée par l'effort** *1*
– **améliorée par le repos** *1*
– pas de notion de **dérouillage matinal** .... *NC*
– pas de **réveils nocturnes** *1*

■ Début progressif *1*

■ Impotence relative *1*

■ Évolution chronique sans modification brutale des symptômes *1*

■ Apyrexie *2*

■ Absence de syndrome inflammatoire biologique *2*

■ **Liquide articulaire mécanique** *2*
– **< 1000 éléments/mm³** *2*
– **pauvre en polynucléaires** *2*

■ Gonarthrose fémoro-patellaire radiographique *2*

2. Quel est le mécanisme le plus vraisemblable de la limitation d'amplitude articulaire ? Quel signe physique relié n'a pas été recherché dans l'observation ? ***(10)***

■ Épanchement articulaire *5*

■ Recherche de **kyste poplité** du genou gauche *5*

3. Quel syndrome évoquez-vous sur les données cliniques ? Justifiez par l'énoncé. *(20)*

- **Syndrome rotulien** ou **fémoro-patellaire** *5*
- Gauche *2*
- **Décompensation classique après traumatisme** minime sur la rotule *2*
– sur **malposition rotulienne** préexistante .... *NC*
- Douleur en **flexion** *1*
- Douleur à la **descente des escaliers** .... *NC*
- Douleur à l'accroupissement .... *NC*
- **Signe du cinéma** *1*
– douleur en station assise prolongée *1*
- Aggravation par des **efforts** sollicitant les rotules : bicyclette *1*
- Absence de douleur en terrain plat (syndrome fémoro-tibial) *2*
- Amplitudes rotuliennes limitées *1*
- **Signe du rabot rotulien** *1*
- Gonarthrose fémoro-patellaire externe radiographique *3*

4. Commentez les traitements précédemment réalisés. *(10)*

- AINS :
– **traitement efficace** des poussées de gonarthrose *2*
– respect de la dose minimale et durée minimale efficace *1*
– un complément des autres traitements de l'arthrose aurait été nécessaire *1*
- Rééducation sur bicyclette :
– début trop précoce avant d'autres traitements physiques préalables *2*
– peu adapté car sollicitation répétée des rotules *2*
– **règle de la non douleur** essentielle non respectée *2*

5. Précisez les objectifs et moyens que vous allez préconiser sur votre ordonnance de traitements physiques. *(20)*

- Objectifs :
– antalgie *3*
– récupération douce des **amplitudes articulaires** *2*
  • en insistant sur les **mobilités rotuliennes** en abaissement et en recentrage *4*
– **renforcement musculaire** *2*
  • en respectant la non douleur *2*
  • en favorisant le vaste interne .... *NC*
– correction des troubles rotatoires du genou .... *NC*
- Moyens :
– **glaçage** du genou en phase inflammatoire .... *NC*
– **massages** antalgiques et péri-rotuliens *1*
– **mobilisations** passives rotuliennes *1*
– **étirements** passifs, actifs excentriques du plan externe rotulien *2*
  • ailerons rotuliens, vaste latéral et bandelette ilio-tibiale .... *NC*
– **renforcement** isométrique puis dynamique du vaste interne et des ischio-jambiers internes *2*
– travail **proprioceptif** *1*
– complément par **genouillère de recentrage** rotulien .... *NC*

6. Quel examen radiologique aura la meilleure performance dans cette indication ? *(10)*

- **Arthroscanner** *8*
  - du genou gauche *2*

7. Quel est ce signe ? L'opération est-elle licite ? Sur quel argument ? *(7)*

- **Signe de la baïonnette** : *2*
  - angulation du tendon rotulien avec la tubérosité tibiale antérieure .... *NC*
- Non *1*
- Lésion chondrales évoluées responsables des douleurs *4*
  - aucun bénéfice prévisible .... *NC*

8. Une viscosupplémentation est finalement réalisée. Mme M. vous demande le nom de molécule du produit injecté. *(3)*

- **Acide hyaluronique** *3*

Conseils du conférencier

➜ *Dossier « pratique » sur la pathologie rotulienne, fréquente et source d'un handicap.*

››› Items abordés dans ce dossier

N° 53 – Principales techniques de rééducation et de réadaptation. Savoir prescrire la masso-kinésithérapie et l'orthophonie.

N° 57 – Arthrose.

N° 307 – Douleur et épanchement articulaire. Arthrite d'évolution récente.

Dossier n° 19

Un problème de boules

★★

Énoncé

Vous êtes d'astreinte en rhumatologie et on vous demande de donner un avis aux urgences. Il s'agit de M. U., 62 ans, qui consulte pour une plaie pulpaire sur l'index droit. C'est la première fois que cela lui arrive et il vous dit n'avoir jamais consulté de médecin auparavant.

Pourtant, vous découvrez, à l'examen, des déformations importantes des mains et des pieds.

Vous palpez de nombreuses tuméfactions indolores, sous-cutanées de plusieurs millimètres de diamètre.

M. U. est agriculteur et « se plaint rarement ». Il vous apprend qu'il a eu de nombreux épisodes de douleurs articulaires très intenses avec parfois de la fièvre durant un ou deux jours. Cela a souvent touché l'un des deux orteils, parfois les genoux. Il lui arrivait alors parfois d'emprunter un peu d'ibuprofène à sa femme pour faire passer la crise.

Votre examen est rassurant concernant la plaie. Vous faites réaliser des soins locaux par une infirmière. Le poids est à 89 kg pour 173 cm. La pression artérielle est à 140/80 mmHg.

La biologie réalisée aux urgences retrouve :
– NFS : leucocytes 7,5 G/L, Hb 14g/dL, plaquettes 350 G/L ;
– ionogramme sanguin normal ;
– urée : 14 mmol/L, créatininémie 171 µmol/L ;
– calcium : 2,55 mmol/L, uricémie : 460 µmol/L ;
– CRP < 1 mg/L.

La photographie de ses mains est reproduite page suivante.

Questions

1. Quel diagnostic suspectez-vous ? Sur quels arguments ?
2. Vous souhaitez réaliser des radiographies. Quelles incidences demandez-vous ? Qu'en attendez-vous ?
3. Quels autres examens complémentaires pratiquez-vous ?
4. Calculez la clairance de la créatinine selon Cockcroft. Quels sont les mécanismes de l'atteinte rénale ?
5. Quel facteur(s) favorisant(s) médicamenteux recherchez-vous ?
6. Quel traitement prescrivez-vous dans le cadre de la pathologie de M. U. ?

Au cours de l'hospitalisation, M. U. développe une atteinte « habituelle » avec arthrite de la métatarso-phalangienne du gros orteil. Le bilan biologique retrouve une hyperleucocytose avec 12,4 G/L polynucléaires neutrophiles et une CRP à 170 mg/L.

7. Quel diagnostic évoquez-vous ? Quelle substance médicamenteuse prescrivez-vous en première intention ? Quels sont ses effets secondaires et ses contre-indications ?

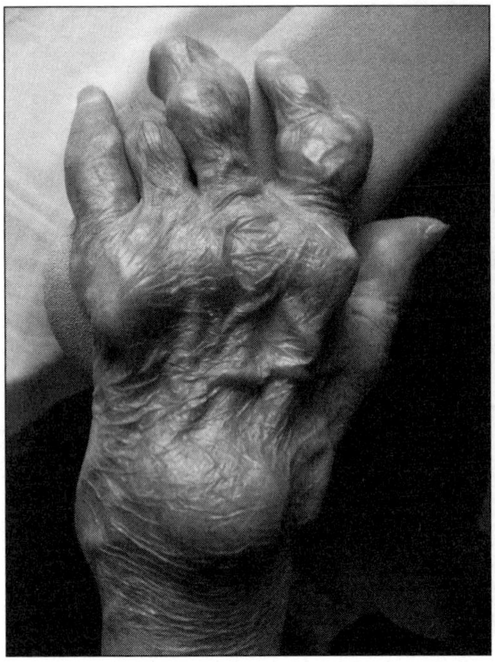

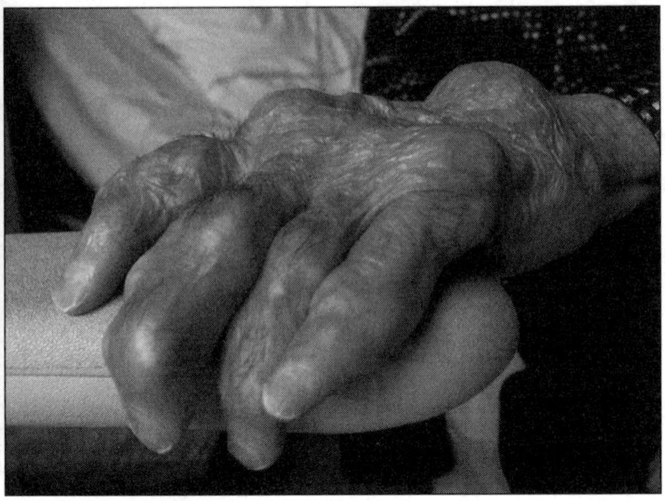

Première lecture et réflexes

- Métier évoqué : médecine du travail, reclassement professionnel, maladie professionnelle…
- Poids et taille : calcul de l'IMC.
- HTA : définition du stade de sévérité et des objectifs de traitement.
- Poids et créatininémie : calcul de la clairance selon Cockcroft.

Réponses

1- Quel diagnostic suspectez-vous ? Sur quels arguments ? *(10)*

■ **Goutte chronique** *2*
– avec **atteinte rénale, articulaire et tophus** .... *NC*

■ Arguments :
– homme d'âge mûr .... *NC*
– surpoids : IMC à 29,7 kg/m² *1*
– **hypertension artérielle** .... *NC*
– antécédents d'arthrite du gros orteil sensible aux AINS suspecte de goutte (= podagre) *1*
– **tophus** sous-cutanés juxta-articulaires *2*
– **hyperuricémie > 420 µmol/L** *2*
– atteinte rénale probable avec insuffisance rénale : clairance à 50 mL/min selon Cockcroft *2*

---

2. Vous souhaitez réaliser des radiographies. Quelles incidences demandez-vous ? Qu'en attendez-vous ? *(15)*

■ Radiographie des articulations symptomatiques :
– mains et poignets de face *2*
– avant-pied de face, pied de profil *2*
– genoux de face et profil *2*

■ Résultats attendus dans le cadre d'une arthropathie évoluée :
– arthropathie uratique *2*
– lyse épiphysaire, géodes *3*
– ostéophytose *3*
– conservation de l'interligne articulaire *1*

---

3. Quels autres examens complémentaires pratiquez-vous ? *(20)*

■ Confirmation de l'hyperuricémie .... *NC*

■ Uricémie *2*

■ Uraturie des 24 h *2*

■ Bilan d'insuffisance rénale : .... *NC*
– ionogramme sanguin .... *NC*
– protéinurie .... *NC*
– sédiment urinaire à l'ECBU .... *NC*
– échographie rénale, éventuellement uroscanner *3*

■ Bilan de facteurs de risque cardiovasculaires associés : *5*
– radiographie thoracique *2*
– électrocardiogramme *2*
– glycémie à jeun *2*
– exploration d'une anomalie lipidique *2*
– bilan hépatique .... *NC*

4. Calculez la clairance de la créatinine selon Cockcroft. Quels sont les mécanismes de l'atteinte rénale ? *(10)*

- Clairance : (140 – âge) x poids x 1,23 (homme)/créatinine = (140 – 62) x 89 x 1,23/171 = 50 mL/min *4*
- **Lithiases rénales multiples** *2*
- **Néphropathie interstitielle chronique** *2*
  – par dépôts de cristaux *1*
  – ou complications infectieuses *1*

5. Quel facteur(s) favorisant(s) médicamenteux recherchez-vous ? *(10)*

- Antituberculeux : .... *NC*
  – **pyrazinamide** *3*
  – **ethambutol** *1*
- Diurétiques : .... *NC*
  – **furosémide** *3*
  – **thiazide** *3*
- Acétazolamide (inhibiteur de l'anhydrase carbonique) .... *NC*
- **Ciclosporine, tacrolimus** .... *NC*
- Lyse cellulaire chimio-induite .... *NC*

6. Quel traitement prescrivez-vous dans le cadre de la pathologie de M. U. ? *(20)*

- **Traitement hypo-uricémiant :** *2*
  – règles hygiéno-diététiques : *1*
    • régime alimentaire hypocalorique *1*
    • éviter les aliments riches en purines : abats, gibier, épinards *1*
    • hydratation abondante avec boisson alcalinisantes (Vichy) : 1,5 litre par jour *1*
    • éviter l'**alcool (PMZ)** *1*
    • éviter les microtraumatismes locaux .... *NC*
    • correction des facteurs de risque vasculaires : .... *NC*
      - traitement antihypertenseur non hyperuricémiant ++ *1*
    • **éviction des néphrotoxiques** : AINS ++ **(PMZ)** *2*
    • éviter les médicaments hyperuricémiants .... *NC*
  – traitement médicamenteux : .... *NC*
    • à vie *2*
    • à distance d'une crise .... *NC*
    • inhibiteur de synthèse de l'acide urique : *2*
      - **allopurinol** (Zyloric®) à dose croissante .... *NC*
      - **objectif d'uricémie < 360 µmol/L** *2*
  – surveillance : .... *NC*
    • efficacité : diminution des crises de goutte, stabilisation de la fonction rénale, uricémie, uraturie des 24 h. À noter, rare régression des tophus (extrêmement lente) .... *NC*
    • **tolérance : allergie** (syndrome d'hypersensibilité à l'allopurinol) *4*
    • effets secondaires de l'allopurinol : accès de goutte, toxidermie dont syndrome de Lyell ou Stevens-Johnson, DRESS syndrome, chocs anaphylactiques, atteinte hématologique si insuffisance rénale (leucopénie, thrombocytopénie, agranulocytose voire aplasie), troubles digestifs (épigastralgies, nausées, diarrhées) .... *NC*
    • contre-indications de l'allopurinol : allergie, allaitement, déconseillé en cas de grossesse .... *NC*

Remarque : *à bien connaître.*

7. Quel diagnostic évoquez-vous ? Quelle substance médicamenteuse prescrivez-vous en première intention. Quels sont ses effets secondaires et ses contre-indications ? *(15)*

- Diagnostic : **podagre** ou crise de goutte ou arthrite aiguë uratique de la métatarso-phalangienne du gros orteil *5*
- Substance : **colchicine** *2*
- Effets secondaires :

– troubles digestifs : diarrhée, nausées, vomissements = 1ers signes d'un surdosage *3*
– urticaire et éruptions morbilliformes *1*

- Contre-indications :

– insuffisance rénale grave *2*
– insuffisance hépatique sévère *2*

Conseils du conférencier

→ *La goutte chronique fait toute la gravité même si les formes polytophacées restent rares aujourd'hui.*

→ *Connaissez bien les traitements. Il faut bien comprendre que le traitement hypo-uricémiant est à vie afin d'être sous le seuil de précipitation de l'acide urique et inverser l'évolution de la maladie.*

→ *La colchicine est un test diagnostique important même si elle peut parfois fonctionner (de façon moins spectaculaire) dans d'autres rhumatismes microcristallins.*

>>> Items abordés dans ce dossier

N° 225 – Arthropathie microcristalline.

N° 307 – Douleur et épanchement articulaire. Arthrite d'évolution récente.

Dossier n° 20 Plein le dos ! ★★

Énoncé

Mme M., 43 ans, est adressée par votre confrère généraliste pour des douleurs diffuses. Ces douleurs évoluent depuis 6 mois et concernent le rachis, le bassin, les articulations périphériques et sont associées à des myalgies diffuses avec une asthénie marquée.

À l'anamnèse, elle ne vous rapporte aucun épisode fébrile, pas de perte de poids ni anorexie, pas de sueurs nocturnes ni voyage récent, pas de syndrome sec.

Votre examen ne retrouve aucune synovite mais des douleurs articulaires diffuses sans limitation, des myalgies et des douleurs aux insertions tendineuses de la patte d'oie, des ischiojambiers ainsi qu'en regard des épicondyles, trapèzes et sternum.

Mme M. ne prend aucun traitement en dehors de paracétamol pour ces douleurs. Le reste de l'examen physique est normal.

La lettre de son médecin traitant précise que les examens réalisés suivants sont tous normaux : NFS, VS et CRP, ionogramme sanguin, CPK, LDH, TSH et T4, facteurs antinucléaires et anti-ECT, radiographies des mains, pieds, rachis et bassin, scintigraphie osseuse.

Questions

1. Quel diagnostic retenez-vous ? Sur quels arguments ?

Elle revient vous voir quelques mois plus tard. Ces douleurs diffuses ont nettement régressé mais elle se plaint dorénavant de douleurs lombaires basses uniquement après une position assise prolongée. Ces douleurs irradient parfois aux 2 fesses. Elle n'est jamais réveillée par les douleurs et il n'y a pas de claudication. Vous reproduisez ces douleurs en hyperextension du rachis lombaire et à la palpation des muscles paravertébraux. Vous lui faites également réaliser des radiographies du rachis lombaire.

2. Décrivez la radiographie fournie page suivante. Quel est votre diagnostic étiologique ?

3. Vous débutez un traitement médical par antalgiques type tramadol, associé à de la kinésithérapie. Rédigez les 2 ordonnances.

4. Votre traitement est un échec. Que pouvez-vous proposer à Mme M. pour cette pathologie ?

Deux ans plus tard, elle vous consulte pour une douleur partant du dos et irradiant à la face postérieure de cuisse et de jambe jusqu'à la face dorsale de son pied droit. La douleur est impulsive et votre examen retrouve un signe de Lasègue vrai à 40° à droite et un Lasègue croisé à gauche.

5. Quel est votre diagnostic sémiologique ? Qu'attendez-vous de la recherche des réflexes ostéotendineux ?

6. Quelle cause suspectez-vous ? Sur quels arguments ? Quelles sont les autres causes fréquentes ?

7. Dans quelles circonstances proposez-vous une chirurgie en urgence ?

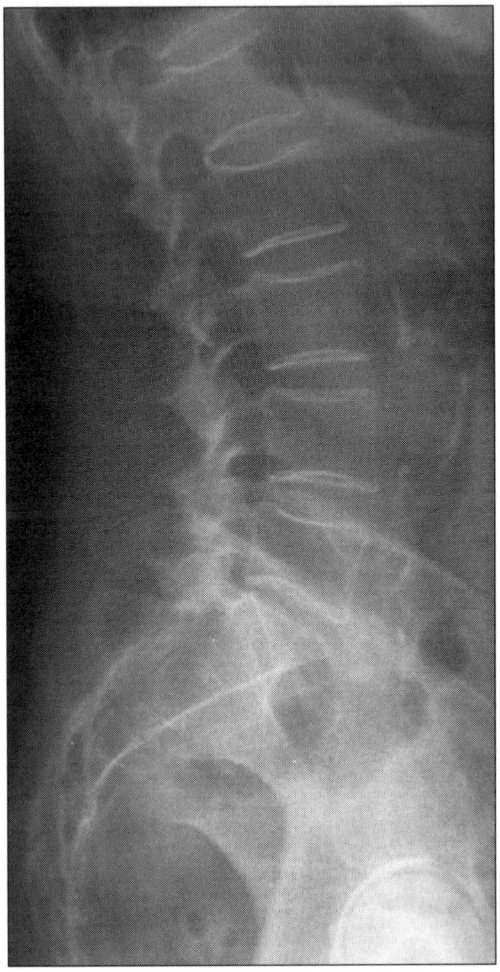

Première lecture et réflexes

- Femme en âge de procréer : bêta-HCG, éviter les examens radiologiques irradiant sur l'abdomen et le pelvis.
- Douleurs diffuses : éliminer les rhumatismes (inflammatoires et mécaniques) notamment connectivites, syndrome de Sjögren, spondylarthrites. Rechercher des causes métaboliques et endocriniennes.
- Pas d'argument pour un rhumatisme et évolution chronique : évoquer la fibromyalgie.

Réponses

1. Quel diagnostic retenez-vous ? Sur quels arguments ? *(20)*

■ **Fibromyalgie** ou syndrome polyenthésopathique idiopathique diffus : ***10***
– terrain : femme ***2***
– évolution chronique ***2***
– pas d'argument pour un rhumatisme inflammatoire, une hémopathie, une connectivite, une dysthyroïdie, une cause médicamenteuse ***4***
– douleurs diffuses des enthèses (points de Yunus) ***2***

2. Décrivez la radiographie fournie page 82. Quel est votre diagnostic étiologique ? *(10)*

■ Rachis lombaire de profil ***1***

■ Condensation et hypertrophie des massifs articulaires postérieurs ***2***

■ Ostéophytose vertébrale : ***1***
– pincement discal et condensation sous-chondrale des plateaux adjacents L5 S1 .... ***1***

■ Lombalgie mécanique par **arthrose interapophysaire postérieure** ***5***

3. Vous débutez un traitement médical par antalgiques type tramadol, associé à de la kinésithérapie. Rédigez les 2 ordonnances. *(20)*

■ Nom, prénom de la patiente .... ***NC***

■ Date ***1***

■ Nom et fonction du médecin, signature ***1***

■ 1re ordonnance :
– tramadol 100 mg LP ***1***
  • 1 cp matin et soir ***4***
– antiémétique type dompéridone ou métoclopramide si nausées ***2***
– durée : 10 jours ***1***

■ 2e ordonnance :
– kinésithérapie ou **bilan diagnostique kinésithérapique** (BDK) ***3***
– lombalgie mécanique ***1***
– massages antalgiques ***1***
– renforcement de la sangle abdominale puis des muscles paravertébraux ***2***
– délordose lombaire et entretien des amplitudes articulaires ***2***
– 10 séances, 2 par semaine ***1***

4. Votre traitement est un échec. Que pouvez-vous proposer à Mme M. pour cette pathologie ? *(10)*

- Infiltration articulaire postérieure radioguidée selon l'atteinte prédominante *10*

5. Quel est votre diagnostic sémiologique ? Qu'attendez-vous de la recherche des réflexes ostéo-tendineux ? *(10)*

- Lombosciatique L5 droite *5*
- ROT conservés, **pas de réflexe L5** *5*

6. Quelle cause suspectez-vous ? Sur quels arguments ? Quelles sont les autres causes fréquentes ? *(20)*

- Hernie discale : *5*
  - **douleur impulsive** *2*
  - **syndrome radiculaire** *2*
    - avec **signe de Lasègue croisé et vrai** *2*
- Autres causes :
  - **arthrose interapophysaire postérieure** *2*
  - pathologie vertébrale maligne : métastases, lymphome, myélome *2*
  - spondylodiscite *1*
  - spondylarthropathie *1*
  - fracture tassement vertébral *1*
  - méningoradiculite *1*
  - tumeur intrarachidienne *1*

7. Dans quelles circonstances proposez-vous une chirurgie en urgence ? *(10)*

- **Sciatique déficitaire** avec **déficit moteur < 3/5 en testing analytique** *5*
- **Syndrome de la queue de cheval** *5*

Conseils du conférencier

→ *Il s'agit d'un dossier frontière qui traite de fibromyalgie.*

→ *Il ne faut pas oublier qu'il s'agit d'un diagnostic d'élimination et qu'un bilan clinique et paraclinique complet est nécessaire.*

→ *De même, à ne pas confondre avec des causes mécaniques classiques ou inflammatoires, toutes pouvant coexister.*

›› Référence

Prise en charge diagnostique et thérapeutique des lombalgies et lombosciatiques communes de moins de trois mois d'évolution. Recommandations de bonne pratique, HAS, 2000.

›› Items abordés dans ce dossier

N° 66 – Thérapeutiques antalgiques, médicamenteuses et non médicamenteuses.

N° 215 – Rachialgie.

N° 279 – Radiculalgie et syndrome canalaire.

N° 306 – Douleur des membres et des extrémités.

Dossier n° 21

Bigoudain

★★

Énoncé

Un homme de 50 ans vous consulte pour des arthralgies inflammatoires des mains, poignets et genoux évoluant par crise. Le premier épisode date d'il y a 5 ans avec résolution sous kétoprofène prescrit pendant 10 jours. Il y a eu peu d'épisodes jusqu'à il y a 6 mois. Les dernières crises sont de plus en plus rapprochées et concernent les mêmes articulations.

Il vient vous voir en boitant et vous dit avoir, cette fois-ci, le genou droit touché.

Vous notez dans ses antécédents une « intolérance au sucre », découverte il y a un an, par son médecin traitant alors que votre patient « n'a jamais été gros et n'a jamais eu de cholestérol ». Il mentionne aussi que son père est décédé d'un cancer du foie « alors qu'il ne buvait jamais ». Votre malade ne consomme lui-même ni alcool ni tabac et a une hygiène de vie irréprochable.

Votre examen physique retrouve quelques synovites aux poignets et aux doigts et un genou tuméfié avec un choc rotulien à droite. Vous ne retrouvez pas d'autres anomalies hormis un teint particulièrement bronzé en ce mois de décembre.

? Questions

1. Définissez les termes d'oligoarticulaire, polyarticulaire et arthralgie inflammatoire.
2. Quels diagnostics évoquez vous devant cette polyarthrite ?
3. Quels examens complémentaires, à visée étiologique, des arthralgies réalisez-vous en 1re intention ?
4. Les examens suivants sont soumis à votre interprétation :
   – test au latex et réaction de Waaler Rose négatifs ;
   – anticorps anti-CCP : 0 ;
   – radiographies (*voir page suivante*) ;
   – microscopie (*voir page suivante*).
5. Quel diagnostic étiologique complet vous semble le plus probable à ce stade. Comment le confirmez-vous ? Existe-t-il d'autres facteurs favorisants ?
6. Quel traitement mettez-vous en œuvre durant l'épisode actuel ?

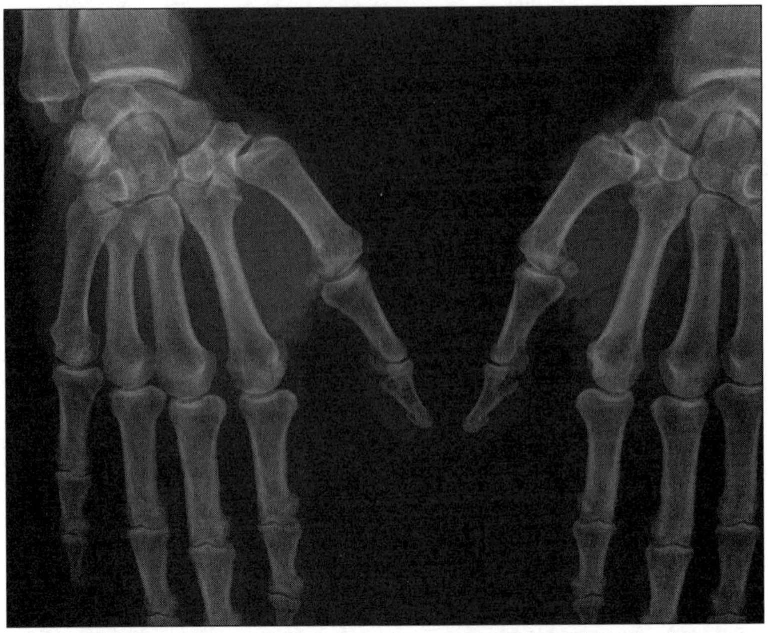

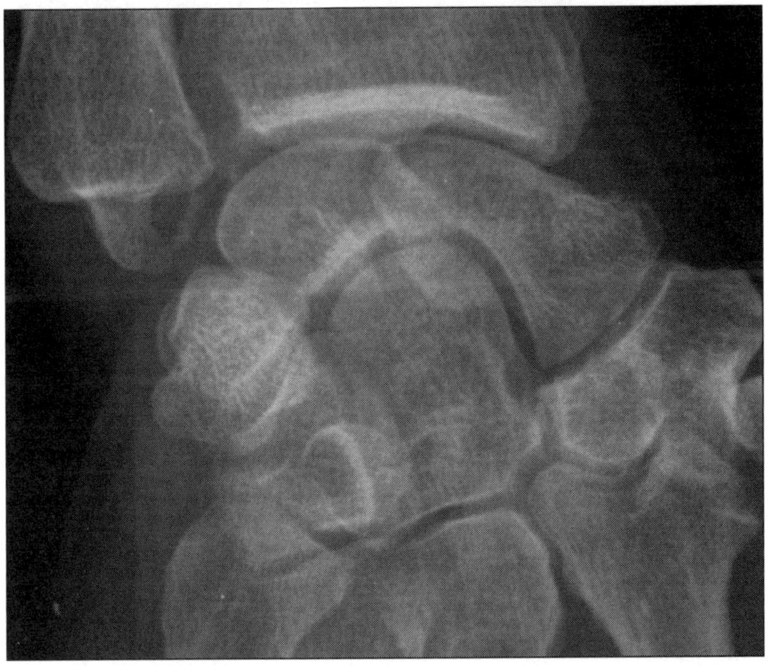

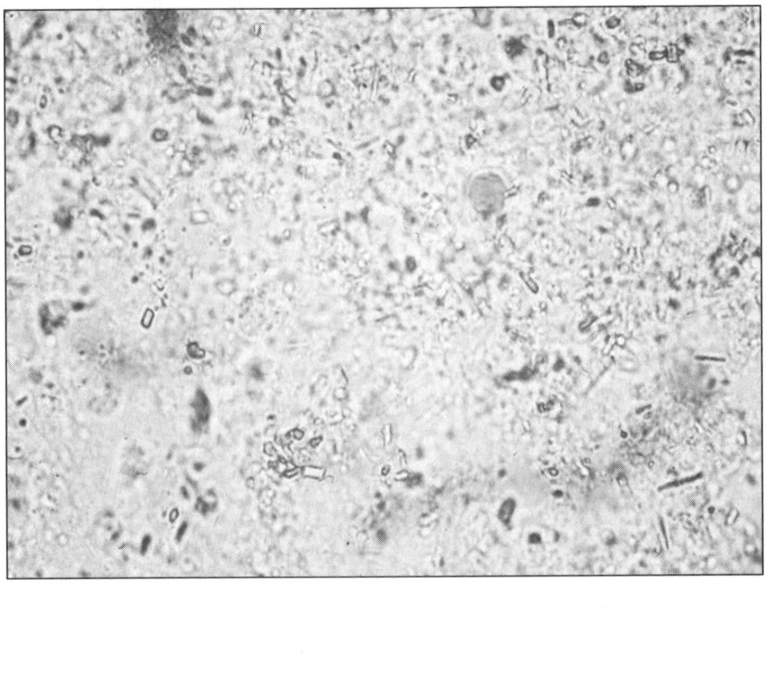

Première lecture et réflexes

- Arthralgies + diabète + hépatopathie : penser hémochromatose avec chondrocalcinose secondaire.
- Bronzage « sale » : mélanodermie.
- Choc rotulien : ponction de liquide articulaire du genou avec analyse macroscopique, cytologie, bactériologie et recherche de microcristaux.

Réponses

1. Définissez les termes d'oligoarticulaire, polyarticulaire et arthralgie inflammatoire. ***(10)***

■ Oligoarticulaire : atteinte de 2 ou 3 articulations *2*

■ Polyarticulaire : atteinte de 4 articulations ou plus, symétriques ou non *2*

■ Arthralgie inflammatoire :
– rythme des douleurs articulaires *2*
– souvent **insomniant** : 2e partie de nuit *2*
– avec **dérouillage matinal** souvent supérieur à **30 min** *2*

---

2. Quels diagnostics évoquez-vous devant cette polyarthrite ? ***(10)***

■ Étiologies de polyarthrite chronique chez l'homme :
– rhumatismes **inflammatoires** : *2*
  • **polyarthrite rhumatoïde** *2*
  • **spondylarthropathie périphérique** *2*
  • **rhumatisme psoriasique** *1*
  • syndrome de Gougerot-Sjögren *1*
– rhumatismes **métaboliques** : .... *NC*
  • **microcristallins** : *2*
    - chondrocalcinose, rarement goutte .... *NC*
  • **hémochromatose** .... *NC*
– autre rare : sarcoïdose... .... *NC*

---

3. Quels examens complémentaires, à visée étiologique, des arthralgies réalisez-vous en première intention ? ***(20)***

■ Biologie :
– **ponction de liquide articulaire** du genou droit **(PMZ)** *2*
  • avec examen **cytologique**, **bactériologique** et recherche de **microcristaux** *2*
– recherche de syndrome inflammatoire : NFS, VS, CRP, électrophorèse des protides sériques (***3 pts*** si complet) *3*
– bilan immunologique : .... *NC*
  • Ac anti-CCP *1*
  • recherche de facteur rhumatoïde *1*
  • anticorps antinucléaires en dépistage *1*
  • si syndrome sec : examen ophtalmologique avec test de Schirmer, biopsie des glandes salivaires accessoires .... *NC*
– bilan hépatique :
  • transaminases, γGT, PAL et bilirubine *2*
  • si anomalies ou suspicion : sérologie des hépatites, bilan d'hépatopathie chronique .... *NC*

– métabolique : ... *NC*
  • ionogramme sanguin, urée, créatininémie ... *NC*
  • bilan phosphocalcique sanguin et urinaire ... *1*
  • bilan martial : fer sérique, ferritinémie ... *NC*
  • coefficient de saturation de la transferrine ... *2*
  • glycémie à jeun, hémoglobine glycosylée ... *1*
  • exploration d'une anomalie lipidique ... *NC*
  • endocrinien : TSH systématique puis selon orientation clinique, hormones sexuelles… ... *NC*

■ **Radiographies** comparatives +++ : ... *NC*
– mains et poignets, avant-pieds face et ¾ ... *1*
– pieds de profil strict ... *NC*
– genoux face et profil ... *2*
– bassin de face ... *1*
– rachis en totalité de face (De Sèze) et profil ... *NC*
– thorax de face et profil ... *NC*

---

4. Les examens reproduits page 86 sont soumis à votre interprétation : test au latex et réaction de Waaler Rose négatifs ; anticorps anti-CCP : 0 ; radiographies ; microscopie. *(20)*

■ Tests immunologiques négatifs (anti-CCP et facteur rhumatoïde), en défaveur d'une polyarthrite rhumatoïde ... *2*

■ Radiographies :
– mains et poignets de face ... *1*
– calcification des **ligaments triangulaires des carpes** ... *3*
– définissant la **chondrocalcinose articulaire** (terme radiologique) ... *3*

■ Examen direct de liquide articulaire :
– présence de microcristaux : ... *2*
  • à bouts carrés ... *3*
  • non ou faiblement biréfringents ... *3*
  • de pyrophosphate de calcium dihydratés (PPCD) ... *3*

---

5. Quel diagnostic étiologique complet vous semble le plus probable à ce stade. Comment le confirmez-vous ? Existe-t-il d'autres facteurs favorisants ? *(20)*

■ Diagnostic :
– rhumatisme polyarticulaire à pyrophosphate ... *5*
– chondrocalcinose articulaire : ... *3*
  • secondaire à une probable **hémochromatose génétique** ... *5*

■ Confirmation :
– recherche de mutation **C282Y** après recueil du consentement ... *3*
– proposer un dépistage familial à l'initiative du cas index ... *NC*

■ Autres étiologies :
– **hyperparathyroïdie** ... *4*
– hypo ou aphosphatasie ... *NC*
– ochronose ... *NC*
– hypomagnésémie ... *NC*
– certaines endocrinopathies : hypothyroïdie, diabète… ... *NC*

6. Quel traitement mettez-vous en œuvre durant l'épisode actuel ? *(20)*

- Traitement de l'épisode d'arthrite du genou :
  - ambulatoire *3*
  - mise au repos du genou *2*
  - arrêt de travail *2*
  - **glaçage** *2*
  - antalgiques selon les paliers OMS en débutant par le paracétamol 3 g par jour *2*
  - colchicine ou AINS en cure courte (***3 pts*** si une molécule) *3*
  - infiltration de dérivés cortisonés dans le genou droit *3*
  - prévention des complications de décubitus : héparine préventive si décharge complète *3*
  - rééducation à distance .... ***NC***
  - surveillance .... ***NC***
- Bilan et enquête familiale de l'hémochromatose dans un second temps .... ***NC***

Conseils du conférencier

→ *Un cas « classique » de rhumatisme à PPCD secondaire : bien connaître l'aspect des cristaux car un cas clinique peut en découler et des antécédents hépatiques seraient faciles à combiner avec une goutte (alcool…).*

⟫ Référence

• *Hémochromatose*, guide ALD n° 17, HAS, 2007.

⟫ Items abordés dans ce dossier

N° 225 – Arthropathie microcristalline.

N° 242 – Hémochromatose.

N° 307 – Douleur et épanchement articulaire. Arthrite d'évolution récente.

Dossier n° 22 Prise de tête

★★

Énoncé

Un homme de 70 ans, originaire des Antilles, vous consulte pour une fatigue persistante depuis 1 mois. Il a perdu 7 kg dans le même temps et rapporte des épisodes de céphalées en hémicrânie droite. Ces céphalées s'associent à des épisodes de fébricule parfois avec frissons et des douleurs des épaules et des régions trochantériennes. Il vous dit aussi avoir une toux sèche depuis 10 jours. Son médecin a fait pratiquer, à 2 reprises, une vitesse de sédimentation mesurée à 70 puis 80 mm à la 1re heure.

? Questions

1. Quels diagnostics devez-vous évoquer devant ce tableau ?

2. Vous retenez finalement le diagnostic de maladie de Horton. Quel examen a permis de poser ce diagnostic ? Précisez.

3. Quel est votre traitement ?

4. Quelles sont les complications graves de cette maladie en dehors des complications liées au traitement ?

5. Il revient 1 an après pour une douleur dorsale aiguë sans irradiation. Vous faites réaliser la radiographie reproduite ci-dessous. Quel est votre diagnostic ?

6. Vous prescrivez un traitement par morphine orale pour l'épisode douloureux actuel. Rédigez votre ordonnance.

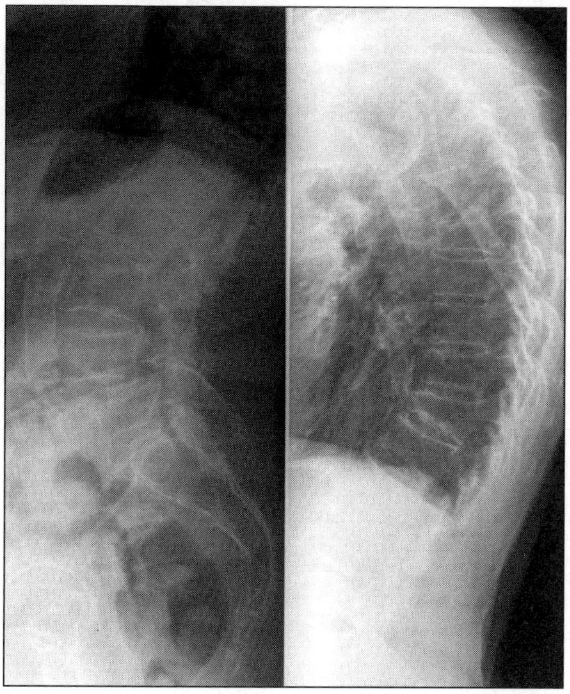

Première lecture et réflexes

- Arthralgies inflammatoires du sujet âgé : éliminer une néoplasie. Penser principalement pseudopolyarthrite rhizomélique avec ou sans maladie de Horton, polyarthrite rhumatoïde (dont le début chez le sujet âgé est volontiers aux ceintures de membres), chondrocalcinose, vascularites et rarement myopathies inflammatoires. Éliminer une néoplasie au sens large (métastases, myélome, lymphome, paranéoplasique).
- Suspicion de PPR/maladie de Horton : bilan pré-corticoïdes systémiques. Terrain Antillais et corticoïdes : déparasitage pour prévenir une anguillulose maligne.
- Corticoïdes et PPR/maladie de Horton : pas d'antalgiques/AINS associés (test diagnostique).
- Recherche immédiate des signes de gravité de la maladie de Horton : ⇒ atteinte ophtalmologique, prédictifs d'atteinte grave : claudication de mâchoire/membre supérieur/langue, anomalie des artères temporales, diplopie, etc. (tout sauf la céphalée isolée).
- Céphalée droite, baisse d'acuité visuelle droite : BAT droite avec examen anatomopathologique, sans retarder la mise en route du traitement.
- Maladie de Horton : prise en charge à 100 % par la sécurité sociale, anti-agrégants plaquettaires systématiques, dépistage à distance des anévrysmes de l'aorte thoracique.

Réponses

1. Quels diagnostics devez-vous évoquer devant ce tableau ? *(15)*

- Maladie de Horton *5*
- Endocardite infectieuse *2*
- Rhumatisme microcristallin : pyrophosphate de calcium, apatite *2*
- Rhumatisme inflammatoire débutant : polyarthrite rhumatoïde, RS3PE *2*
- Hémopathies, syndrome paranéoplasique de cancer solide, myélome multiple *2*
- Pathologie musculaire : polymyosite, myopathie métabolique ou endocrinienne dont hypothyroïdie *2*

---

2. Vous retenez finalement le diagnostic de maladie de Horton. Quel examen a permis de poser ce diagnostic ? Précisez. *(20)*

- Biopsie de l'artère temporale *3*
  - **droite** *2*
  - avec examen anatomopathologique *1*
  - sans retarder la mise en route du traitement **(PMZ)** *2*
  - panartérite segmentaire *2*
  - infiltrat inflammatoire de la media avec cellules géantes, granulome *2*
  - destruction des cellules musculaires lisses de la media *2*
  - destruction de la limitante élastique interne *2*
  - épaississement de l'intima ; thrombus *2*
- Parfois normale *2*

3. Quel est votre traitement ? *(20)*

- **Corticothérapie orale** 0,5 mg/kg en l'absence de signes oculaires *2*
- Après décontamination digestive par invermectine (Stromectol®) en prévention de l'anguillulose maligne **(PMZ)** *2*
- Sans antalgiques/AINS associés : test diagnostique *2*
- Décroissance progressive sur 12 à 18 mois dès que la VS est normalisée, monitoré par la CRP *1*
- Prévention de l'ostéoporose : *2*
  - supplémentation vitamine D si carence *2*
  - calcium selon apports alimentaires *1*
  - après **mesure de densité osseuse** *2*
  - **si DMO < – 1,5** : bisphosphonates *2*
- Régime hyposodé, pauvre en sucres et graisses, riche en calcium, potassium et protéines (***3 pts*** si complet) *3*
- Correction des autres facteurs de risque vasculaire, contrôle tensionnel .... ***NC***
- Surveillance .... ***NC***
- Prise en charge à 100 %, déclaration en ALD 30 .... *1*

4. Quelles sont les complications graves de cette maladie en dehors des complications liées au traitement ? *(20)*

- Oculaires : cécité monoculaire *5*
- Neurologiques : *2*
  - infarctus cérébral *2*
  - accident ischémique transitoire *2*
- Aortite : *2*
  - anévrysme *2*
  - dissection *1*
  - sténose des troncs aortiques *1*
  - insuffisance aortique *1*
  - coronarite *1*
- Occlusions artérielles *1*

5. Il revient 1 an après pour une douleur dorsale aiguë sans irradiation. Vous faites réalisez la radiographie reproduite page 91. Quel est votre diagnostic ? *(10)*

- Déformation biconcave vertébrale *2*
- Déminéralisation diffuse ou hypertransparence osseuse *2*
- Liseré de deuil, contours nets *2*
- Respect du mur postérieur et des corticales *2*
- **Fracture tassement vertébral dorsale** *2*

6. Vous prescrivez un traitement par morphine orale pour l'épisode douloureux actuel. Rédigez votre ordonnance. *(15)*

- Ordonnance **sécurisée** *2*
- Date *1*
- Identification du patient : nom, prénom *1*
- Identification du praticien : nom, fonction, numéro d'identification *1*
- Rédaction **en toutes lettres** : *2*

– Skénan® 30 mg : un cp matin et soir *2*
– règle des 28 jours *2*
– **signature sous la dernière ligne** *1*
– nombre de spécialités prescrites dans le carré sécurisé *1*
– traitements associés :
  • antiémétique (métoclopromide 10 mg : 1 cp 30 min avant les 3 repas) *1*
  • laxatif *1*

Conseils du conférencier

➜ *Il s'agit d'un dossier classique de Horton avec forme atypique pseudo-bactériémique et avec toux, qui permet de vous tester sur les complications de la maladie et surtout des corticoïdes.*

››› Items abordés dans ce dossier

N° 56 – Ostéoporose.

N° 112 – Réaction inflammatoire : aspects biologiques et cliniques. Conduite à tenir.

N° 119 – Maladie de Horton et pseudo-polyarthrite rhizomélique.

N° 174 – Prescription et surveillance des anti-inflammatoires stéroïdiens et non stéroïdiens.

N° 306 – Douleur des membres et des extrémités.

Dossier n° 23

L'opéra vertical

★★

Énoncé

M. G., 45 ans, vous consulte pour des douleurs du membre supérieur gauche depuis 15 jours. Ce grimpeur occasionnel vous raconte qu'il a passé son week-end à assurer son fils en falaise. Depuis, il se plaint de douleurs des épaules irradiant à la face interne du bras et de l'avant-bras et parfois dans les derniers doigts de la main. Ces douleurs sont nettement augmentées à la toux et lorsqu'il éternue.

Ce sportif du dimanche a travaillé de nombreuses années dans une ferronnerie et était exposé à l'amiante. Vous retrouvez dans ses antécédents une phlébite reliée à une mutation Leiden du facteur V pour laquelle il prend de la warfarine (Coumadine®) depuis 2 ans. Son dernier INR était à 2,5 il y a 48 heures. Son poids est stable et il n'est pas particulièrement fatigué.

? Questions

1. Quel diagnostic évoquez-vous ? Justifiez.

2. Quels diagnostics différentiels pouvez-vous évoquer ?

3. Que recherchez-vous à l'examen clinique en faveur de votre diagnostic ?

4. Quel est votre traitement initial ?

5. En cas d'échec de votre traitement, quels sont les deux examens complémentaires (hors biologie) pouvant permettre de préciser le diagnostic ?

6. Dans le cas où une infiltration « rhumatologique » était réalisée chez ce patient, quelle serait la conduite à tenir pratique vis-à-vis des anticoagulants ?

7. Si l'ensemble des traitements médicaux ne permettait pas d'améliorer la situation, quelle décision prenez-vous ?

Première lecture et réflexes

- Rachialgie cervicale : examen neurologique complet pour éliminer des signes de compression médullaire.
- Exposition à l'amiante : cancer du poumon, mésothéliome, pathologie professionnelle.
- AVK : contre-indication des infiltrations rachidiennes sauf relais par héparine, recherche de surdosage et complication hémorragique, éducation.

Réponses

1. Quel diagnostic évoquez-vous ? Justifiez. *(20)*

■ **Névralgie cervico-brachiale** NCB ou radiculalgie *3*
- C8 ..... *3*
- aiguë *1*
- gauche *2*
- **discale** *3*

■ Justification :
- terrain : sportif d'âge moyen *1*
- **argument de fréquence** *3*
- facteur déclenchant mécanique : **hyperextension** prolongée du rachis cervical *2*
- douleur
  - radiculaire C8 ..... *NC*
  - **impulsivité** évocatrice de cause discale *2*

2. Quels diagnostics différentiels pouvez-vous évoquer ? *(10)*

■ Diagnostics différentiels neurologiques :
- syndrome de **Pancoast-Tobias** de cause néoplasique (poumon) *2*
- **méningoradiculite** infectieuse (zona, Lyme...) *2*
- **hématome** rachidien aux AVK avec compression radiculaire *2*
- syndrome des défilés cervico-brachiaux ..... *NC*
- syndrome de Parsonage et Turner ..... *NC*

■ Diagnostics différentiels mécaniques avec douleur atypique :
- **tendinopathie** de la coiffe de l'épaule *2*
- capsulite de l'épaule *1*
- algodystrophie avec syndrome épaule main *1*

3. Que recherchez-vous à l'examen clinique en faveur de votre diagnostic ? *(25)*

■ **Examen neurologique** : *2*
- recherche de **syndrome neurogène périphérique** 2
  - de type **radiculaire** C8 ..... *NC*
  - déficit **sensitif** de la face interne de l'avant-bras et des 4e et 5e doigts gauches *1*
  - **aréflexie ostéo-tendineuse** du réflexe ulno-pronateur *2*
  - **déficit moteur** : interosseux *2*
- recherche de **complications neurologiques centrales (PMZ)** *3*
  - pas de syndrome médullaire ..... *NC*
    - pas de signes déficitaires sensitivomoteurs ni syndrome pyramidal aux membres inférieurs et au tronc ..... *NC*
    - pas de troubles vésico-sphinctériens ..... *NC*

- **Examen rhumatologique** : ... *2*
- recherche de **syndrome rachidien cervical** ... *2*
  - aux étages C6-C7 : position **paramédiane** de la racine C8 ... *1*
  - ou C7-T1 : position **foraminale** latéralisée de la racine C8 ... *1*
  - **raideur rachidienne segmentaire** : flexion/extension, rotations, inclinaisons ... *2*
- **contracture paravertébrale** et **signe de la sonnette** ... *1*
- douleur à la palpation des épineuses cervicales ... *NC*
- recherche de douleurs provoquées ... *NC*
  - **manœuvres d'étirements radiculaires** ... *2*
    - **compression axiale cervicale** avec mouvements de rotation du rachis cervical ... *1*
    - **signe de Spurling** : étirement du membre supérieur gauche avec inclinaison rachidienne controlatérale ... *1*

- Diagnostic différentiel : ... *NC*
- pas d'atteinte articulaire ou abarticulaire de l'épaule
- pas de syndrome de Claude-Bernard-Horner
- examen cutané du métamère normal
- aires hépato-spléno-ganglionnaires libres

---

4. Quel est votre traitement initial ? *(15)*

- Traitement ambulatoire : ... *2*
- **repos, activités permises par la douleur** ... *3*
- **arrêt de travail** ... *2*
- antalgiques simples selon les paliers OMS ... *3*
  - palier 1 : paracétamol jusqu'à 4 g/jour ... *NC*
  - palier 2 : tramadol, codéine ... *NC*
  - palier 3 en cas d'échec ... *NC*
- myorelaxants ... *2*
- **contre-indication des AINS** (zéro si AINS) **sous AVK** ... *NC*
- **corticothérapie orale** forte dose avec décroissance pendant une semaine : prednisone (Cortancyl®) ... *3*
  - avec **surveillance rapprochée des INR** ... *NC*
- sans efficacité prouvée : collier cervical, infiltrations ... *NC*
- en cas d'échec : envisager les **antalgiques neuropathiques** ... *NC*

---

5. En cas d'échec de votre traitement, quels sont les deux examens complémentaires (hors biologie) pouvant permettre de préciser le diagnostic ? *(5)*

- **IRM du rachis cervical** avec la charnière cervico-thoracique ... *3*
- **EMG** électromyogramme des membres supérieurs ... *2*

6. Dans le cas où une infiltration « rhumatologique » était réalisée chez ce patient, quelle serait la conduite à tenir pratique vis-à-vis des anticoagulants ? *(20)*

- En ambulatoire puis en hospitalisation :
- car **risque thromboembolique élevé** *2*
- **geste à haut risque hémorragique** nécessitant l'arrêt des AVK *2*
  - **arrêt des AVK 4-5 jours** avant le geste *2*
  - relais par injections sous-cutanées d'**HBPM à dose curative à débuter 48h après la dernière prise** de coumadine *2*
- hospitalisation la veille du geste avec vérification que l'INR < 1,5 .... *2*
- **arrêt des HBPM 24 h avant le geste** *2*
- geste programmé le matin *1*
- **reprise des HBPM 6 h après** le geste *2*
- sortie .... *NC*
- **reprise des AVK dans les 24 h** (le soir du geste) *2*
- surveillance des **INR toutes les 72 h** *1*
- **arrêt des HBPM dès l'obtention de 2 INR en zone thérapeutique** *2*

7. Si l'ensemble des traitements médicaux ne permettait pas d'améliorer la situation, quelle décision prenez-vous ? *(5)*

- Avis chirurgical (orthopédie ou neurochirurgie) *5*

Conseils du conférencier

→ *Pathologie fréquente, le plus souvent régressive sous traitement médical notamment traitement par corticoïdes. Rarement nécessité de chirurgie. Infiltrations très controversées, non tombable.*

»» Référence

Prise en charge des surdosages en antivitamines K, des situations à risque hémorragique et des accidents hémorragiques chez les patients traités par antivitamines K en ville et en milieu hospitalier, Recommandations HAS, avril 2008.

»» Items abordés dans ce dossier

N° 197 – Douleur thoracique aiguë et chronique.

N° 279 – Radiculalgie et syndrome canalaire.

Dossier n° 24

Label Bio

★★★

Énoncé

Mme M., 58 ans, arrive en hôpital de jour de rhumatologie pour sa 4e cure de biothérapie antilymphocyte B : rituximab (Mabthera®). Sa maladie est connue depuis 25 ans et a débuté par des polyarthralgies symétriques des extrémités avec érosions articulaires et positivité du facteur rhumatoïde. Après échec de différents traitements de fond usuels puis des anti-TNF alpha, la maladie a pu être contrôlée par cette biothérapie.

Elle réalise ses perfusions tous les 6 mois. Elle prend par ailleurs dans ses traitements 4 mg de prednisone le matin et 7,5 mg de méthotrexate par semaine associés à une supplémentation en folates.

Vous l'interrogez avant de débuter la perfusion et vous vous assurez qu'il n'y a pas d'infection en évolution. Sur le plan de sa polyarthrite, elle ne vous rapporte aucun réveil nocturne et un dérouillage matinal de 15 min.

Vous retrouvez, à l'examen physique, une déformation des extrémités en coup de vent ulnaire et fibulaire avec un 5e doigt droit en col de cygne. Vous calculez son DAS 28 qui est à 2,5. Elle se plaint uniquement de cervicalgies récemment acutisées.

Son bilan biologique à ce jour retrouve une numération sanguine normale, un VS à 3 mm à la première heure avec CRP < 1 mg/L et un ionogramme sanguin normal.

Les radiographies des cervicales sont réalisées et reproduites page suivante.

Questions

1. Mme M. vous demande de lui expliquer simplement ce qui anatomiquement a pu provoquer la déformation en col de cygne.

2. Interprétez les radiographies cervicales. Quelle complication grave pourrait être évitée par une prise en charge adaptée ?

3. Définissez le DAS 28. Comment jugez-vous l'activité actuelle de sa maladie sur ce paramètre ?

4. Citez les 2 complications graves liées à la chronicité du syndrome inflammatoire dans cette maladie.

Deux ans plus tard, Mme M. vous décrit des douleurs des mains, d'horaire inflammatoire, qui évoluent depuis maintenant 8 mois. Elle ne décrit aucun gonflement mais la raideur matinale est désormais d'une heure sans réveil nocturne. Votre examen confirme des douleurs des MCP et IPP diffuses sans synovite et les radiographies comparées avec les années précédentes ne retrouvent aucune évolution structurale.

5. Quelle étiologie liée à la polyarthrite rhumatoïde pourrait expliquer ces douleurs ? Quel élément d'anamnèse recherchez-vous ? Citez 2 examens complémentaires non cliniques pour étayer ce diagnostic.

À l'occasion d'une nouvelle perfusion, Mme M. vous transmet une lettre de son médecin traitant qui s'est étonné d'une lymphopénie à 0,7 G/L et a fait pratiquer un lymphotypage dont les résultats sont les suivants :
- lymphocytes 2,73 G/L ;
- CD3+ 2,27 G/L ;
- CD3+ CD4+ 1,68 G/L ;
- CD3+ CD8+ 0,81 G/L ;
- CD19+ 0,03 G/L.

6. Interprétez les résultats de l'examen dont vous disposez.

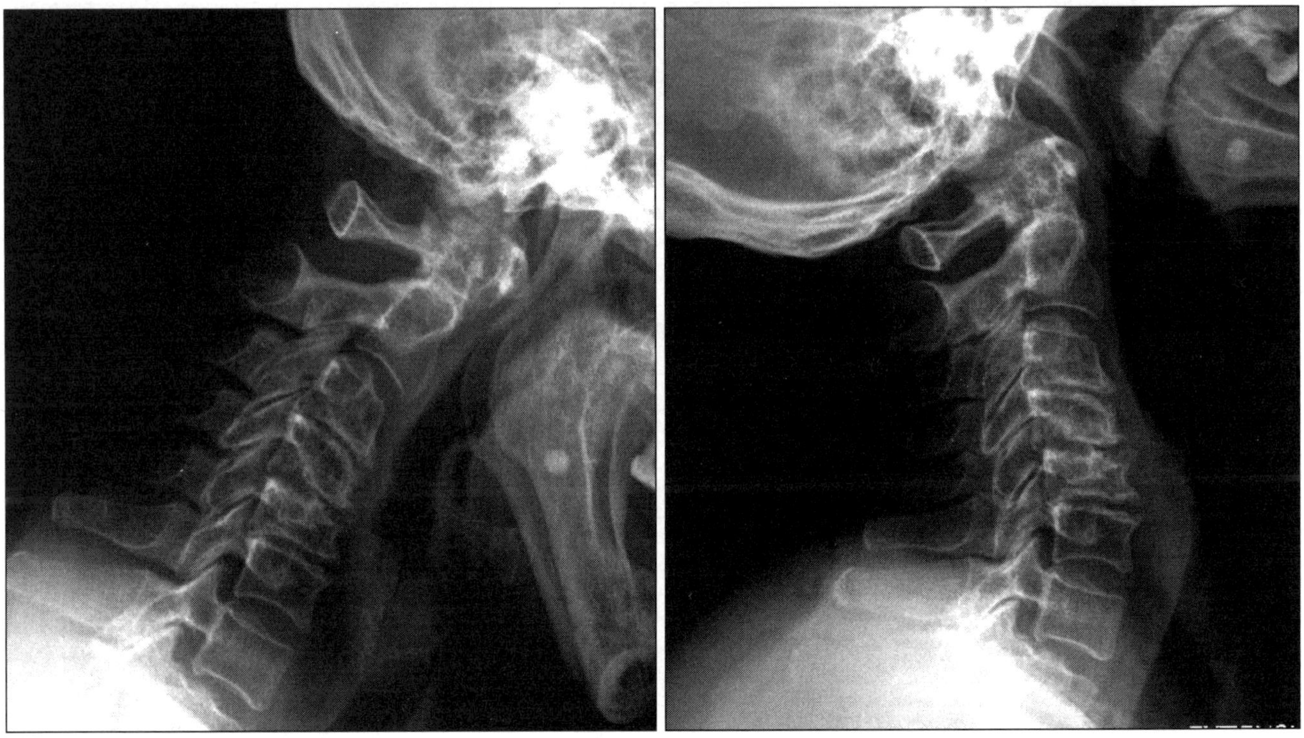

Radiographies des cervicales

Première lecture et réflexes

- Biothérapies en rhumatologie = équivalent d'immunosuppresseurs entraînant donc un risque infectieux.
- Bilan pré-thérapeutique des foyers infectieux profonds, puis surveillance rapprochée et éducation du malade.
- DAS 28 : score d'activité est important (< 3,2 pour une activité légère ; de 3,2 à 5,1 pour une activité modérée et 5,1 pour une activité intense).

Réponses

1. Mme M. vous demande de lui expliquer simplement ce qui anatomiquement a pu provoquer la déformation en col de cygne. ***(10)***

- Subluxation palmaire de P1 .... *5*
- Rupture du fléchisseur superficiel *5*

---

2. Interprétez les radiographies des cervicales. Quelle complication grave pourrait être évitée par une prise en charge adaptée ? ***(20)***

- Radiographies du rachis cervical .... *NC*
- **Profil dynamique** flexion et extension *5*
- Diastasis C1 et C2 en flexion *5*
- Compression médullaire cervicale : *5*
  – avec tétraplégie *5*

---

3. Définissez le DAS 28. Comment jugez-vous l'activité actuelle de sa maladie sur ce paramètre ? ***(20)***

- DAS 28 :
  – *Disease activity score* *2*
  – indice composite validé dans la polyarthrite rhumatoïde *1*
  – corrélé à l'**activité de la maladie actuelle** et au cours du temps *3*
  – calculé à partir de **3 paramètres cliniques** : .... *NC*
    • **activité de la maladie** perçue par le malade sur une **échelle visuelle analogique** *3*
    • nombre d'articulations douloureuses et gonflées parmi 28 articulations (épaules, coudes, poignets, MCP, IPP, genoux) : **NAD** et **NAG** *3*
  – un paramètre biologique (**VS** ou **CRP**) *3*
- Maladie bien contrôlée car DAS 28 < 2,8 .... *5*

---

4. Citez les 2 complications graves liées à la chronicité du syndrome inflammatoire dans cette maladie. ***(20)***

- Événements cardiovasculaires athéromateux *10*
- Amylose secondaire *10*

5. Quelle étiologie liée à la polyarthrite rhumatoïde pourrait expliquer ces douleurs ? Quel élément d'anamnèse recherchez-vous ? Citez 2 examens complémentaires non cliniques pour étayer ce diagnostic. *(20)*

- Syndrome de **Gougerot-Sjögren secondaire à la PR** *5*
- Anamnèse : syndrome sec buccal et/ou oculaire *5*
- Recherche de sialadénite chronique stade 3 ou 4 de Chisholm en biopsie de glandes salivaires accessoires *5*
- Recherche d'anticorps anti-SSA et/ou anti-SSB *5*

6. Interprétez les résultats de l'examen dont vous disposez. *(10)*

- Hypoplasie de lignée B *5*
- Effet secondaire du rituximab *5*

Conseils du conférencier

- ➜ *Un dossier « pratique » sur des questions posées quotidiennement devant des atteintes évoluées ou « phase d'état » de polyarthrite rhumatoïde… rhumatisme fréquent.*
- ➜ *Cependant, problèmes avant tout du spécialiste notamment pour la prescription des biothérapies.*
- ➜ *Peu tombable, on attend surtout de vous que vous sachiez diagnostiquer tôt et traiter rapidement une PR récente.*

››› Références

- *Polyarthrite rhumatoïde évolutive grave*, guide ALD n° 22, HAS, 2008.
- *Polyarthrite rhumatoïde - Prise en charge en phase d'état, phase récente* - Synthèse des recommandations, Communiqué de presse : recommandations de bonne pratique suspendues, HAS, 2009 (en attente d'actualisation).

››› Items abordés dans ce dossier

N° 116 – Pathologies auto-immunes : aspects épidémiologiques, diagnostiques et principes de traitement.

N° 121 – Polyarthrite rhumatoïde.

N° 215 – Rachialgie.

Dossier n° 25

PUPH

★★★

Énoncé

M.T., 32 ans, est adressé par son médecin traitant pour une douleur des 2 chevilles évoluant depuis 3 jours, associée à un gonflement et une impotence importante. Ces douleurs le réveillent plusieurs fois la nuit et il a remarqué en même temps des zones arrondies douloureuses sur ses 2 jambes, légèrement rouges et indurées à la palpation profonde.

Vous retrouvez à votre examen des signes inflammatoires et une limitation des 2 chevilles. Vous palpez des nodules profonds en regard des mollets et tibias avec un léger érythème cutané en regard. La température est à 38,3 °C. Le reste de l'examen est normal en dehors d'une adénopathie épitrochléenne.

M.T. n'a par ailleurs aucun antécédent.

Questions

1. Quel est votre diagnostic concernant l'atteinte cutanée ? Quelles en sont les principales étiologies ?

2. Quel est le principal intérêt de la radiographie thoracique devant une oligoarthrite ? Décrivez les examens morphologiques reproduits page suivante.

3. Vous demandez un examen ophtalmologique pour apporter des arguments à votre suspicion diagnostique. Que recherchez-vous ?

4. Quels autres examens paracliniques réalisez-vous devant ce tableau clinique ?

5. L'IDR réalisée est négative et les examens complémentaires confirment la cause des symptômes actuels. Quel est votre diagnostic syndromique ? Quel en est le pronostic ?

Deux ans plus tard, l'état général de M.T. s'est dégradé : il présente une perte de poids, de nombreux épisodes fébriles et vous découvrez, à l'examen, une déviation de la bouche vers la droite et un défaut d'occlusion de l'œil droit. Ces symptômes vous évoquent un syndrome particulier dans ce contexte.

6. Que recherchez-vous ?

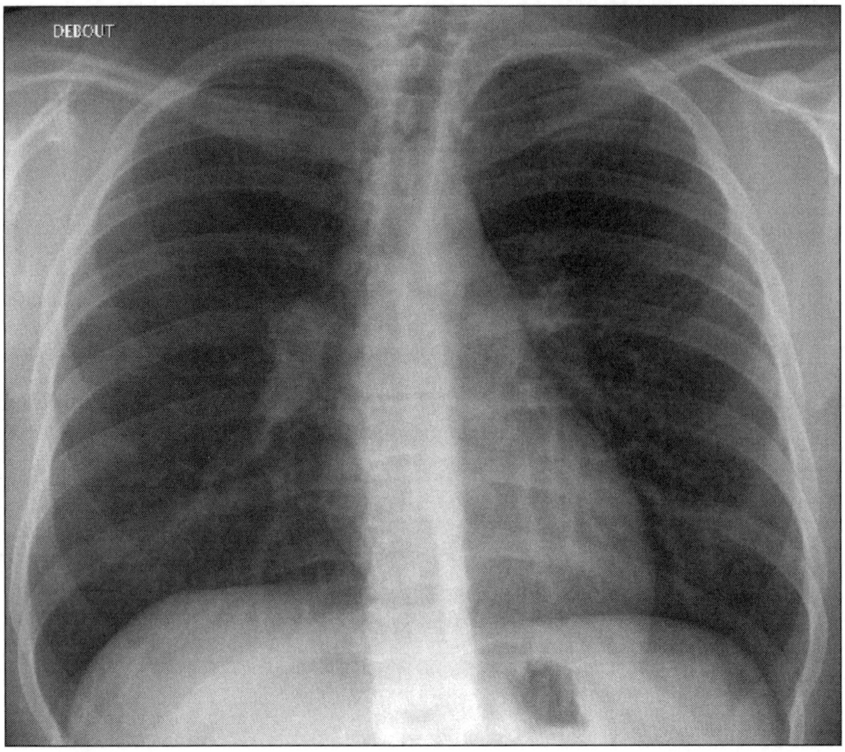
DEBOUT

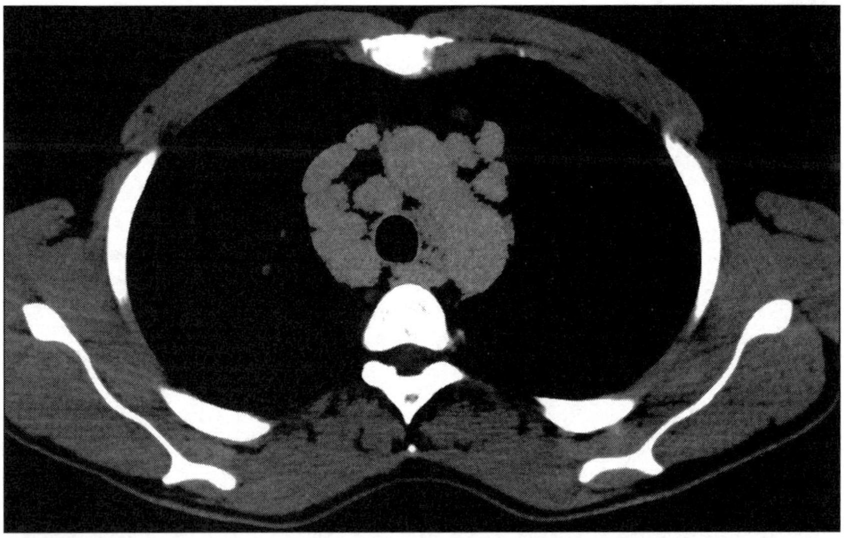

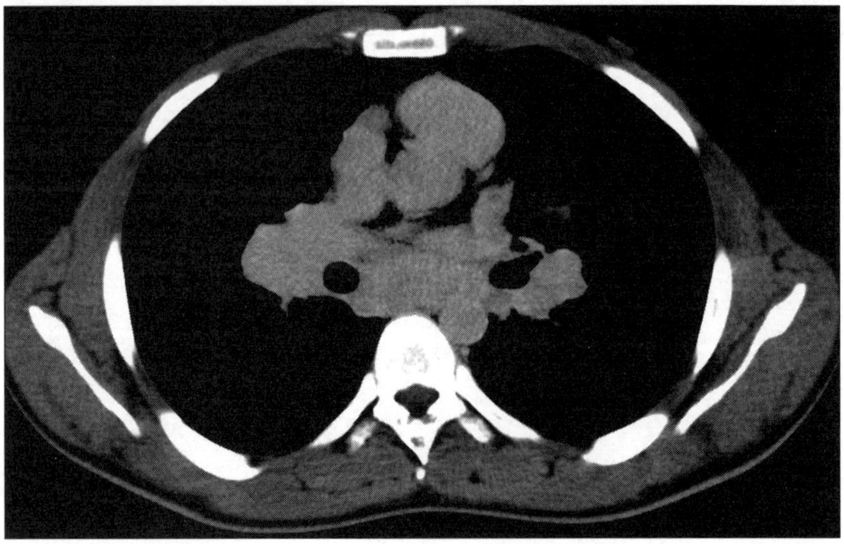

Première lecture et réflexes

- Adénopathie épitrochléenne : sarcoïdose, syphilis, hémopathie.
- Biarthrite de cheville : sarcoïdose, spondylarthrite (notamment associée à la maladie de Crohn, donnant également parfois un érythème noueux).
- Érythème noueux : sarcoïdose, tuberculose, infection à streptocoque, médicaments (AINS, sulfamides, etc.), MICI…
- Fièvre : bilan infectieux, recherche et traitement de la porte d'entrée.

Réponses

1. Quel est votre diagnostic concernant l'atteinte cutanée ? Quelles en sont les principales étiologies ? *(30)*

■ Érythème noueux des membres inférieurs *5*

■ Étiologies :
– **infection streptococcique** *6*
– **tuberculose** *6*
– **sarcoïdose** *6*
– maladies inflammatoires de l'intestin **(MICI)** *2*
– **yersiniose** *1*
– ***Chlamydia*** *1*
– hémopathies *1*
– médicaments *1*
– maladie de Behçet *1*

2. Quel est le principal intérêt de la radiographie thoracique devant une oligoarthrite ? Décrivez les examens morphologiques reproduits page 104. *(25)*

■ Recherche d'arguments en faveur d'une **sarcoïdose** *5*

■ Radiographie thoracique de face : *3*
– élargissement des hiles *2*
– pas d'anomalie pleuro-parenchymateuse ni de la silhouette cardiaque *2*

■ Scanner thoracique : *3*
– coupes axiales en fenêtre médiastinale *2*
– multiples adénopathies médiastinales supérieures et hilaires *3*

■ Imagerie en faveur d'une sarcoïdose ganglionnaire médiastinale stade I *5*

3. Vous demandez un examen ophtalmologique pour apporter des arguments à votre suspicion diagnostique. Que recherchez-vous ? *(5)*

■ Uvéite *5*
– antérieure, intermédiaire et/ou postérieure .... *NC*

■ Syndrome sec .... *NC*

4. Quels autres examens paracliniques réalisez-vous devant ce tableau clinique ? ***(20)***

- Radiographie thoracique de face et TDM thoracique *2*
- IDR à la tuberculine *2*
- BK tubages, BK crachats et si nécessaire, fibroscopie bronchique avec lavage broncho-alvéolaire *2*
- Enzyme de conversion *2*
- Sérologie Yersinia et Chlamydia, hémocultures, ECBU *2*
- Ponction articulaire de cheville et cytologie, recherche de cristaux, bactériologie *2*
- Calcémie *2*
- NFS, CRP, ionogramme sanguin et fonction rénale *2*
- ECG *2*
- Cytoponction de l'adénopathie épitrochléenne *2*

5. L'IDR réalisée est négative et les examens complémentaires confirment la cause des symptômes actuels. Quel est votre diagnostic syndromique ? Quel en est le pronostic ? ***(10)***

- Syndrome de Löfgren *5*
- Évolution favorable avec guérison dans la majorité des cas (90 %) : .... ***NC***
  – traitement symptomatique seul *5*

6. Que recherchez-vous ? ***(10)***

- Syndrome de Heerfordt ou fièvre uvéo-parotidienne *5*
- Rechercher en plus de la paralysie faciale :
  – parotidite *3*
  – uvéite *2*

Conseils du conférencier

➜ *Sujet classique, rare mais de présentation stéréotypée.*

➜ *Syndrome clinique de bon pronostic régressant généralement rapidement.*

➜ *À connaître, avec possibilité de dossier transversal vu l'atteinte systémique liée à la sarcoïdose.*

››› Items abordés dans ce dossier

N° 124 – Sarcoïdose.

N° 307 – Douleur et épanchement articulaire. Arthrite d'évolution récente.

Dossier n° 26 — Plan canicule

★★★

Énoncé

Mme G., 53 ans, vient vous voir pour des douleurs des articulations des doigts qui la réveillent souvent vers 5 h du matin. Ces douleurs augmentent progressivement depuis 5 semaines. Elle se dit très gênée surtout au réveil. Elle se lève habituellement vers 7 h mais ne commence à pouvoir se servir de sa main qu'à partir de 10 h. Ses doigts gonflent parfois.

Mme G. n'a pas d'antécédents personnels notables mais signale, chez sa fille de 21 ans, un lupus alors que sa mère était atteinte de maladie de Basedow.

Votre examen retrouve une patiente légèrement pâle, apyrétique. Ses constantes sont :
- poids : 63 kg ;
- taille : 168 cm ;
- TA : 11/7.

Votre examen physique retrouve de discrètes synovites des métacarpo-phalangiennes et interphalangiennes proximales ainsi qu'une sensibilité des régions parotidiennes.

Radiographies normales.

Elle vous rapporte également un bilan biologique réalisé en ville :
- numération : leucocytes 5,5 G/L, hématies 3 Téra/L, Hb 10 g/dL, hématocrite 36 %, réticulocytes 10 G/L ;
- ionogramme sanguin normal ; urée 4 mmol/L, créatininémie 60 µmol/L ;
- CRP 30 mg/L, VS 80 mm à la 1re heure ;
- FAN positifs à 1/360, anti-SSA positifs ;
- anti-CCP et facteurs rhumatoïdes non retrouvés.

? Questions

1. Interprétez la numération.

Votre anamnèse vous apprend que Mme G. souffre également de picotements et de sables dans les yeux. Elle se lève aussi souvent la nuit pour prendre quelques gorgées d'eau ce qui n'arrange pas sa vie de couple « déjà difficile à gérer depuis qu'elle a une sécheresse vaginale ». Ces plaintes remontent à 2 ans.

2. Quelle étiologie vous paraît la plus probable pour expliquer les arthralgies ? Justifiez avec les données de l'énoncé.

3. Quels examens complémentaires (hors ophtalmologie) demandez-vous pour confirmer votre hypothèse ? Qu'en attendez-vous ?

4. Vous adressez votre patiente chez son ophtalmologue. Rédigez la lettre qui lui sera adressée.

5. Quelle étiologie évoquez-vous pour l'anémie de Mme G. dans ce contexte ? Comment la confirmez-vous ?

6. Quelles manifestations neurologiques pourraient survenir dans les années à venir ?

Première lecture et réflexes

- Arthralgies d'horaire inflammatoire : arthrites.
- Maladies auto-immunes familiales : évoquer les connectivites, la polyarthrite rhumatoïde.
- Poids et taille : calcul de l'IMC.
- Nombre d'hématies et hématocrite : calcul du VGM.
- Poids, sexe et créatinine : calcul de la clairance de la créatininémie selon Cockcroft (attention à l'orthographe !).
- Bien traduire l'énoncé en langage sémiologique et syndromes, sans le recopier.
- Syndrome sec : penser au syndrome de Gougerot-Sjögren.
- Autres causes plus fréquentes : médicaments (psychotropes, etc.).

Réponses

1. Interprétez la numération. ***(20)***

- Anémie car Hb < 12 g/dL ***4***
- Arégénérative car réticulocytes < 50 G/L ***4***
- Mégaloblastique car VGM calculé = 120 fl : ***10***
  – VGM = Ht x 10/nombre d'hématies = 36 x 10/3 .... ***NC***
- Leucocytes normaux ***2***

2. Quelle étiologie vous parait la plus probable pour expliquer les arthralgies ? Justifiez avec les données de l'énoncé. ***(20)***

- Syndrome de Gougerot-Sjögren **primaire** ***4***
- Justification :
  – femme ***1***
  – âge moyen : cinquantaine ***2***
  – syndrome sec oculaire : **xérophtalmie** ***3***
  – syndrome sec buccal : **xérostomie** ***3***
  – sécheresse vaginale ***2***
  – douleurs parotidiennes ***2***
  – polyarthralgies inflammatoires dans l'évolution ***1***
  – manifestations d'**auto-immunité** dans la famille (lupus, Basedow) et probable Biermer chez la patiente ***2***

3. Quels examens complémentaires (hors ophtalmologie) demandez-vous pour confirmer votre hypothèse ? Qu'en attendez-vous ? ***(10)***

- Examens biologiques :
  – anticorps antinucléaires positifs ***2***
  – spécificité **anti-SSA ou anti-SSB** ***2***
- Examen anatomopathologique : **biopsie des glandes salivaires accessoires** : ***2***
  – sialadénite lymphocytaire stade 3 ou 4 de Chisholm ***2***
- Radiographies standard des mains et pieds de face et ¾ : pas d'érosion ni pincement (***2 pts*** si complet) ***2***

4. Vous adressez votre patiente chez son ophtalmologue. Rédigez la lettre qui lui sera adressée. *(20)*

- Sur papier à en-tête du médecin *1*
- Date, signature *2*
- Formule de politesse .... *NC*
- Merci d'examiner Mme G., 53 ans, qui présente : .... *NC*

– un syndrome sec oculaire depuis 2 ans *1*
– avec manifestations articulaires en faveur d'un syndrome de Gougerot-Sjögren .... *NC*

- Afin de réaliser :

– un examen à la **lampe à fente** *2*
– une coloration à la **fluorescéine** : *2*
  • à la recherche d'un **cercle périkératique** *2*
  • d'une **kératoconjonctivite** ponctuée *2*
– un **test de Schirmer**, buvard gradué dans le cul de sac conjonctival : *3*
  • pathologique si **< 5 mm en 5 min** *2*
– un test au **Rose Bengale** *1*
– test de rupture du film lacrymal *1*
– vert de lissamine *1*

5. Quelle étiologie évoquez-vous pour l'anémie de Mme G. dans ce contexte ? Comment la confirmez-vous ? *(10)*

- Anémie auto-immune de Biermer *2*
- Confirmation :

– dosage de **vitamine B12** : effondré (*2 pts* si complet) *2*
– recherche d'**anticorps antifacteur intrinsèque** et **anticellules pariétales gastriques** (*2 pts* si complet) *2*
– endoscopie digestive haute avec biopsies et examen histologique à la recherche d'une **gastrite atrophique** ou d'une **complication néoplasique** (*2 pts* si complet) *2*
– **myélogramme** : mégaloblastose médullaire (*2 pts* si complet) *2*

6. Quelles manifestations neurologiques pourraient survenir dans les années à venir ? *(20)*

- Liées à la maladie de Biermer : *2*

– **sclérose combinée de la moelle** avec atteinte des cordons postérieurs *8*
– **polyneuropathie** *1*
– mononeuropathie multiple *1*

- Liées au syndrome de Gougerot-Sjögren : *2*

– **neuropathie périphérique** (10 à 30 %) : *6*
  • polyneuropathie sensitivomotrice axonale surtout, mononeuropathie multiple, atteinte des nerfs crâniens ... *NC*
– central rare : **myélite**, vascularite cérébrale, méningo-encéphalite .... *NC*

- Liées aux autres maladies auto-immunes pouvant survenir dans l'évolution .... *NC*

Conseils du conférencier

- *Cette pathologie, dont les spécificités sont à bien connaître dans la forme primitive, est relativement fréquente. C'est aussi une cause à rechercher dans un bilan de douleurs diffuses.*
- *Il faut savoir évoquer cette cause devant des douleurs atypiques dans l'évolution d'un rhumatisme inflammatoire (PR +++) et faire les examens complémentaires au moindre doute avant de changer radicalement les traitements de fond.*
- *Ce dossier est facilement transversal, associé à une PR et à d'autres maladies auto-immunes.*

››› Items abordés dans ce dossier

N° 116 – Pathologies auto-immunes : aspects épidémiologiques, diagnostiques et principes de traitement.

N° 297 – Anémie.

Dossier n° 27

Maouie-théouèse

★★★

Énoncé

Vous recevez aux urgences une femme de 25 ans pour des douleurs thoraciques et un essoufflement discret depuis 10 jours. Ces douleurs sont typiquement celles d'une péricardite.

Elle vous précise qu'elle souffre également de douleurs articulaires des mains depuis 3 semaines avec quelques gonflements le matin et un rythme inflammatoire pur.

Elle est arrivée en métropole il y a 6 mois, pour exercer son métier d'artiste peintre car elle ne trouvait pas de travail en Martinique. Elle vous dit être accablée par la malchance. Elle a du emménager chez un cousin qui vit dans des conditions précaires, ce qui lui a valu une tuberculose pulmonaire correctement traitée. Elle est en train de terminer son traitement et est actuellement sous rifampicine et isoniazide.

Elle n'a aucun autre antécédent et aucune allergie.

Votre examen retrouve un souffle péricardique, un frottement pleural discret aux bases sans diminution du murmure vésiculaire. Il n'y a pas d'insuffisance cardiaque. Vous notez également quelques synovites des métacarpophalangiennes.

L'ECG retrouve des signes électriques de péricardite. Celle-ci a été confirmée par une échographie cardiaque, 2 jours plus tôt, retrouvant un épanchement de faible abondance sans anomalie de fonction myocardique.

Les explorations biologiques retrouvent une leucopénie à 3,7 G/L, une hémoglobine et des plaquettes normales, une VS à 76 mm à la 1re heure pour une CRP à 4 mg/L.

Questions

1. Quelles caractéristiques d'anamnèse présente la douleur de péricardite ?

2. Quel diagnostic évoquez-vous dans ce contexte ? Justifiez.

3. Quels examens biologiques spécifiques peuvent prouver votre hypothèse ?

4. Existe-t-il d'autres causes à la pathologie de la question 2 ?

5. Quelles sont les 2 possibilités d'évolution de cette pathologie ?

Première lecture et réflexes

- Femme en âge de procréer : bêta-HCG. Éviter les examens radiologiques irradiant sur l'abdomen et le pelvis.
- Arthralgies inflammatoires + femme + signes systémiques : évoquer le lupus érythémateux systémique.
- Péricardite sous anti-tuberculeux : récidive de tuberculose ou lupus induit aux anti-tuberculeux.
- Travail : reclassement, médecine du travail, maladie professionnelle...
- Tuberculose : déclaration obligatoire, enquête autour du cas et traitement, sérologie VIH, dépistage d'une persistance avant traitements immunosuppresseurs.
- Dissociation VS-CRP : évoquer le lupus.

Réponses

1. Quelles caractéristiques d'anamnèse présente la douleur de péricardite ? ***(20)***

■ **Précordialgies diffuses** : *5*
– **augmentées** :
  • en **décubitus** *5*
  • par la **respiration profonde** *5*
– **diminuées** : **en antéflexion** *5*
– à type de **brûlure** .... *NC*

2. Quel diagnostic évoquez-vous dans ce contexte ? Justifiez. ***(20)***

■ **Lupus induit** : *5*
– **aux antituberculeux** : isoniazide ++ *5*

■ Arguments positifs :
– femme jeune, **antillaise** *2*
– **sérite** : *2*
  • pleuropéricardite .... *NC*
– polyarthralgies *2*
– médicament inducteur .... *NC*

■ Arguments négatifs :
– tableau peu compatible pour une récidive de tuberculose : bonne observance des traitements *4*

3. Quels examens biologiques spécifiques peuvent prouver votre hypothèse ? ***(20)***

■ Recherche d'**anticorps antinucléaires** : *10*
– de spécificité **antihistone** *10*

Remarque : *les anticorps antinucléaires peuvent être négatifs.*

4. Existe-t-il d'autres causes à la pathologie de la question 2 ? *(20)*

■ Oui : *2*
- **bêtabloquant** : acebutolol
- **anticonvulsivant** : carbamazépine
- **antiarythmique** : quinidine
- **neuroleptiques** : phénothiazines
- **antibiotiques** : pénicilline, minocycline
- **antihypertenseur** : alphaméthyldopa
- **sulfasalazine**
- **antithyroïdiens de synthèse** (***18 pts*** si 5 bons, ***10 pts*** si 3 ou 4 bons, pas de ***pts*** sinon) *18*

5. Quelles sont les 2 possibilités d'évolution de cette pathologie ? *(20)*

■ Résolution des symptômes : *5*
- **lupus induit vrai** *5*

■ Persistance des symptômes : *5*
- **lupus érythémateux disséminé vrai, révélé par le médicament inducteur** *5*

Conseils du conférencier

➜ *Il s'agit là d'un cas particulier du lupus induit avec sa présentation typique avec atteinte cutanéo-articulaire et sérites. Il comporte quelques spécificités.*

➜ *Pensez bien aux automatismes en cas de corticothérapie et d'origine géographique à risque d'anguillulose... si on vous le demande.*

››› Référence

Lupus érythémateux systémique, ALD n° 21, HAS, 2010.

››› Items abordés dans ce dossier

N° 116 – Pathologies auto-immunes : aspects épidémiologiques, diagnostiques et principes de traitement.

N° 117 – Lupus érythémateux disséminé. Syndrome des antiphospholipides.

N° 274 – Péricardite aiguë.

Dossier n° 28 Crise de nerf

★★★

Énoncé

Mme B., 52 ans, vient vous voir en urgence pour un « pied tombant » avec faiblesse du membre inférieur gauche depuis une semaine. Elle qui allait très bien jusqu'à ses 50 ans se trouve désormais « bien vieille ». Elle est « résignée » car l'hypertension artérielle qu'on lui a diagnostiquée il y a 2 ans n'est jamais équilibrée malgré un traitement par périndopril (Coversyl®) et hydrochlorthiazide. Elle a de plus des douleurs articulaires diffuses et des myalgies permanentes depuis un mois. Elle se sent très fatiguée alors qu'elle se sentait plutôt en forme depuis sa ménopause il y a 3 ans.

Votre examen retrouve un poids à 50 kg (perte de 6 kg en 1 mois) pour 1,63 m, une température tympanique à 37,9 °C et une pression artérielle à 188/94 mmHg. Sa faiblesse du membre inférieur gauche correspond à un déficit moteur des péroniers latéraux avec une hypoesthésie franche dans le territoire du sciatique poplité externe. Vous êtes frappé par un purpura pétéchial discrètement infiltré autour des chevilles et un livedo également infiltré aux membres inférieurs.

? Questions

1. Quel diagnostic évoquez-vous ? Argumentez.

2. Quelles autres atteintes viscérales devez-vous rechercher ?

3. Quel est votre bilan immunologique ?

4. Quel examen vous permettra d'affirmer le diagnostic ? Décrivez ce que vous en attendez.

5. Quels facteurs pronostiques devez-vous rechercher ?

6. Votre externe suggère de réaliser des explorations pulmonaires afin d'éliminer une hémorragie intra-alvéolaire et une biopsie rénale. Qu'en pensez-vous ?

Après une semaine d'hospitalisation, la patiente se plaint d'une violente douleur abdominale péri-ombilicale. À l'examen, elle est pâle et l'abdomen est très douloureux à la palpation, sans défense. Vous constatez des traces de sang au toucher rectal. La PA est à 100/70 mmHg.

7. Quelle complication devez-vous craindre ? Quel examen demandez-vous devant votre forte suspicion en urgence ?

Première lecture et réflexes

- Myalgies : doser les marqueurs musculaires (dont bilan hépatique avec ASAT). Penser aux causes endocriniennes (thyroïde). Les myopathies cortisoniques ne donnent ni douleurs ni augmentation des marqueurs musculaires.
- HTA : bilan étiologique, précision du stade et définition des objectifs tensionnels de traitement.
- Poids et taille : calcul de l'IMC.
- Arthralgies et signes systémiques : évoquer les connectivites, vascularites. Réaliser un bilan large des atteintes d'organes (rein, cœur, système nerveux, etc.) et des étiologies (sans oublier hémopathies, néoplasies, médicaments, infections chroniques, SAPL, rhumatismes inflammatoires, syndrome de Goodpasture, cryoglobulinémie...) : dosage des ANCA indispensable.
- Neuropathie périphérique douloureuse : vascularite. Rechercher des signes de gravité par atteinte des paires crâniennes, altération respiratoire (syndrome restrictif)...

Réponses

1. Quel diagnostic évoquez-vous ? Argumentez. *(15)*

- Périartérite noueuse *5*
- Arguments :
  - terrain : âge entre 40 et 50 ans (pic de fréquence) *1*
  - anamnèse : .... *NC*
    - **altération de l'état général** (amaigrissement, asthénie) *1*
    - **HTA** d'apparition récente *1*
    - **résistante au traitement** *1*
    - **arthralgies diffuses** *1*
  - clinique :
    - **fièvre** *1*
    - **livedo** *1*
    - **mononévrite** du sciatique poplité externe *2*
    - **douleurs musculaires** *1*

2. Quelles autres atteintes viscérales devez-vous rechercher ? *(10)*

- Atteinte **digestive** (ulcération, perforation du tube digestif, infarctus mésentérique) *2*
- Atteinte **rénale** (néphropathie vasculaire, glomérulonéphrite, infarctus rénaux) *4*
- Atteinte **cardiaque** (myocardite, troubles du rythme, péricardite) *2*
- Atteinte du **système nerveux central** (vascularite cérébrale) *2*

3. Quel est votre bilan immunologique ? *(17)*

- **Complémentémie** C3, C4, CH 50 .... *2*
- **Anticorps anti-nucléaire** et **antigènes nucléaires solubles** *3*
- Anticorps **anti-CCP** et **facteur rhumatoïde** *2*
- Anticorps **anti-phospholipides** : anti-β_2 GP1, anticardiolipine, recherche d'anticoagulant circulant lupique . *3*
- Anticorps anti-cytoplasme des polynucléaires neutrophiles **ANCA** *5*
- Anticorps **anti-membrane basale glomérulaire** .... *NC*
- **Cryoglobulinémie** *2*

4. Quel examen vous permettra d'affirmer le diagnostic ? Décrivez ce que vous en attendez. *(15)*

- **Ponction biopsie** en territoire atteint (de préférence cutané car la biopsie neuromusculaire laisse souvent des séquelles) *3*
- Lésions segmentaires des artères de moyen calibre : *3*
  - nécrose fibrinoïde *3*
  - **infiltrat pariétal de polynucléaires** *3*
  - thrombose de la lumière artérielle *3*

5. Quels facteurs pronostiques devez-vous rechercher ? *(20)*

- Existence et gravité de l'atteinte rénale *5*
- Rapidité d'évolution de l'atteinte rénale *5*
- Autre atteinte viscérale (cardiaque, pulmonaire, du système nerveux central) *5*
- Réponse au traitement *5*

6. Votre externe suggère de réaliser des explorations pulmonaires afin d'éliminer une hémorragie intra-alvéolaire et une biopsie rénale. Qu'en pensez-vous ? *(10)*

- Pas d'atteinte pulmonaire dans la PAN *3*
- Contre-indication de la PBR car (PMZ) : *3*
  - risque hémorragique *2*
  - lié aux anévrismes des artères rénales *2*

7. Quelle complication devez-vous craindre ? Quel examen demandez-vous devant votre forte suspicion en urgence ? *(13)*

- **Perforation de l'intestin** grêle *4*
- Par **infarctus mésentérique** *4*
- **Artériographie mésentérique** *5*

Conseils du conférencier

- ➜ *Cause rare mais grave : les vascularites.*
- ➜ *Bien connaître leur présentation commune : arthralgies au second plan, signes systémiques nombreux (cutanés, rénaux, neurologiques...).*
- ➜ *Bilan de tous les organes systématiques et des principales étiologies.*
- ➜ *Principes thérapeutiques non tombables, trop spécialisés mais savoir reconnaître ces pathologies et les étiologies.*

››› Référence

Vascularites nécrosantes systémiques, guide ALD n° 21, HAS, 2007.

››› Items abordés dans ce dossier

N° 112 – Réaction inflammatoire : aspects biologiques et cliniques. Conduite à tenir.

N° 192 – Déficit neurologique récent.

N° 195 – Douleurs abdominales et lombaires aiguës chez l'enfant et chez l'adulte.

N° 307 – Douleur et épanchement articulaire. Arthrite d'évolution récente.

Dossier n° 29 — Rachos

★★★

Énoncé

Vous voyez en consultation une femme de 43 ans qui a fait « le tour des rhumatologues ». Elle a en effet des douleurs bilatérales des hanches depuis 2 mois d'apparition progressive. Ces douleurs sont majoritairement mécaniques et limitent énormément sa déambulation et les transferts assis/debout.

Elle n'a par ailleurs aucun antécédent mais rapporte une grande fatigue et des épisodes diarrhéiques quasi-permanents depuis un an. Elle a d'ailleurs perdu une dizaine de kilos, ce qui semble la désespérer. Ses cheveux sont « secs comme du cidre brut » et ses « beaux ongles sont plus cassants qu'un patron enragé ».

Vous êtes marqué par la pâleur de cette femme et ses difficultés à la marche. Elle s'aide nettement des membres supérieurs pour se relever du tabouret de consultation. Le bassin et les hanches sont douloureux de façon diffuse à la palpation sans limitation évidente des amplitudes articulaires de hanche.

Votre diagnostic devient évident à la vue des radiographies et vous criez triomphalement : « ostéomalacie » ! La patiente vous répond qu'elle est très bien assise et vous remercie mais aimerait bien savoir ce qu'il en est de ces radios.

Questions

1. Quels sont les éléments de l'interrogatoire et de l'examen clinique évocateurs d'ostéomalacie ?
2. Quels sont les signes radiologiques en faveur d'ostéomalacie ?
3. Quelles étiologies devez-vous rechercher ?
4. Quels examens demandez-vous en dehors du bilan radiologique déjà effectué ?
5. Quel traitement instituez-vous ?

Première lecture et réflexes

- Femme en âge de procréer : bêta-HCG, éviter les examens radiologiques irradiant sur l'abdomen et le pelvis.
- Pâleur et diarrhée : recherche de syndrome carentiel.

Réponses

1. Quels sont les éléments de l'interrogatoire et de l'examen clinique évocateurs d'ostéomalacie ? *(20)*

■ Anamnèse :
- **douleurs osseuses** mécaniques *3*
- aggravation **progressive** *2*
- contexte de **diarrhées** fréquentes, devant faire évoquer une **malabsorption intestinale** *4*

■ Clinique :
- **impotence** fonctionnelle *2*
- syndrome de **dénutrition** : altération de l'état général, trouble des phanères, pâleur *4*
- douleur à la palpation des os longs *3*
- **signe du tabouret** faisant évoquer une pseudo-myopathie *2*

2. Quels sont les signes radiologiques en faveur d'ostéomalacie ? *(20)*

■ **Déminéralisation** osseuse diffuse *3*

■ **Images floues**, **sales** *3*

■ **Stries de Looser-Milkman** (images linéaires transparentes perpendiculaires à la corticale osseuse) *4*

■ **Déformations osseuses** dans les formes historiques : *2*
- bassin : protrusion acétabulaire, *coxa vara*, bassin en forme de cœur de carte à jouer *3*
- cyphoscoliose et déformation thoracique *2*

■ **Tassements vertébraux** et aspect de **vertèbres en poisson** (biconcaves) *3*

3. Quelles étiologies devez-vous rechercher ? *(20)*

■ **Hypovitaminose D** (ostéomalacie carentielle) : *4*
- **carences d'apport** *2*
- **malabsorption** (causes intestinales, biliaires et pancréatiques) plus probable dans le cas présent *4*
- insuffisance hépatocelluaire chronique et défaut de 25 hydroxylation hépatique *2*
- défaut de 1-alpha-hydroxylation rénale dans l'insuffisance rénale chronique *2*

■ **Hypophosphorémie** : *2*
- diabète phosphaté isolé *2*
- syndrome de Fanconi par tubulopathie proximale *2*

■ Cause iatrogène : hors de cause dans le cas présent .... *NC*

4. Quels examens demandez-vous en dehors du bilan radiologique déjà effectué ? *(20)*

- **Bilan phosphocalcique sanguin** et urinaire 3 jours de suite (à la recherche d'hypocalciurie et d'hypophosphorémie) *3*
- Dosage de la vitamine **25 OH D3** qui est effondrée *3*
- Recherche de stigmates biologiques de malabsorption intestinale : *1*
  - NFS, EPP *1*
  - fer sérique, **ferritine**, **folates**, **vitamine B12** *1*
  - **albumine** *2*
  - **TP**, dosage des facteurs vitamine K dépendants (II, VII, IX, X, protéine C, S…) *2*
  - recherche de stéatorrhée, test au D-xylose *2*
  - **FOGD et biopsie jéjunale** (recherche maladie de Whipple, maladie cœliaque) *2*
  - recherche de calcifications pancréatiques témoignant d'une pancréatite chronique ..... *NC*
  - bilan hépatocellulaire et recherche de cholestase *1*
- Recherche néphropathie sous-jacente : ionogramme sanguin, urée, créatininémie *2*

5. Quel traitement instituez-vous ? *(20)*

- Traitement symptomatique : *2*
  - repos *2*
  - antalgiques *2*
  - apport médicamenteux de calcium et de **vitamine D** : *2*
    - par exemple Orocal® D3, 2 cp par jour pendant au moins 1 an ..... *NC*
  - régime riche en **calcium**, ensoleillement *2*
  - traitement des éventuelles **carences** associées (fer, folates, vitamine B12…) *2*
- Traitement étiologique si une étiologie est retrouvée (régime sans gluten par exemple) *2*
- Surveillance : *2*
  - clinique : douleurs, pseudomyopathie, diarrhée *2*
  - biologique : calcium sanguin et urinaire tous les 15 jours pendant 1 à 2 mois puis tous les mois *2*
  - radiographie : normalisation en quelques mois sous traitement ..... *NC*

Conseils du conférencier

→ *Dossier pédagogique de métabolisme osseux. Beaucoup plus rare que l'ostéoporose mais il est important de comprendre la régulation hormonale du métabolisme phospho-calcique. Peu tombable tout de même !*

››› Items abordés dans ce dossier

N° 56 – Ostéoporose.

N° 306 – Douleur des membres et des extrémités.

Dossier n° 30 — Requiem for a dream

★★★

Énoncé

Mademoiselle J., 23 ans est aux urgences et vous êtes appelé pour donner votre avis sur des arthralgies d'évolution récente.

Ces douleurs sont apparues brutalement il y a 24 heures par des douleurs du poignet droit et du genou gauche suivies rapidement par un gonflement diffus de la face dorsale de la main et de l'avant-bras gauche associé à une impossibilité d'étendre les doigts.

Melle J. est très fatiguée, elle sent que ses « conneries » l'ont rattrapé. Elle vous dit cumuler les « erreurs de jeunesse » : une toxicomanie intraveineuse à l'héroïne, une vie sexuelle « à risque » avec « déjà » une syphilis primaire traitée il y a 2 ans (après un séjour festif à Ibiza) et aujourd'hui des écoulements vaginaux sales avec ménorragies (qu'elle a « chopé » avec son partenaire actuel qui a lui-même un écoulement urétral).

Les constantes prises par l'infirmière d'accueil et d'orientation sont : T° = 38,6 °C, PA = 142/78 mmHg, FC = 105 bpm, HGT = 5,8 mmol/L, Hémocue = 14,7 g/dL, bandelette urinaire = glucose 0, leucocytes +++, nitrites = 0, cétones traces, protéines +.

Votre examen rhumatologique retrouve un épanchement du genou droit avec mobilisation douloureuse et retrouve le gonflement de la face dorsale de l'avant-bras gauche très inflammatoire.

Vous trouvez également des pustules nécrotiques inflammatoires sur la face dorsale de la main gauche. L'auscultation cardio-pulmonaire est normale.

La biologie pratiquée aux urgences retrouve une hyperleucocytose à polynucléaires neutrophiles avec augmentation de la CRP.

? Questions

1. Quel est votre diagnostic ? Sur quels arguments ?
2. Quels sont les autres diagnostics à envisager devant cette atteinte articulaire ?
3. Comment confirmez-vous votre diagnostic ?
4. Quel est le reste de votre bilan ?
5. Quel est votre traitement spécifique ?
6. Quelles sont les autres mesures thérapeutiques à lui associer ?

Première lecture et réflexes

- Femme en âge de procréer : bêta-HCG, éviter les examens radiologiques irradiant sur l'abdomen et le pelvis.
- Toxicomanie : bilan d'infections transmissibles, aide au sevrage, suivi psychologique. Recherche d'addictions associées.
- MST : bilan d'autres IST chez la patiente, dépistage et traitement des partenaires, déclaration obligatoire si VIH. Prélèvements locaux et sérologies. Conseils de prévention.
- Arthralgies et MST : gonococcie, arthrites réactionnelles, VIH, hépatites.
- Choc rotulien : ponction de liquide articulaire du genou avec analyse macroscopique, cytologie, bactériologie et recherche de microcristaux.
- Fièvre : bilan infectieux, hémocultures, mise en culture du liquide articulaire sur flacon d'hémocultures, prélèvements cutanés et mise en culture, bilan de porte d'entrée.

Réponses

1. Quel est votre diagnostic ? Sur quels arguments ? *(20)*

■ Diagnostic : **oligoarthrite aiguë** *2*
– septique *1*
– à **gonocoque** (*Nesseria gonorrhœ*) *3*
– compliquant une septicémie *1*
– **maladie sexuellement transmissible** *1*

■ Arguments :
– terrain : femme jeune active sexuellement, avec antécédents de MST *2*
– anamnèse : .... *NC*
  • début brutal .... *NC*
  • notion de **contage sexuel** (urétrite du compagnon) *2*
  • **oligoarthrite asymétrique** *2*
– clinique : .... *NC*
  • syndrome fébrile *1*
  • **ténosynovite** des extenseurs des doigts de la main gauche *1*
  • **éruption cutanée** pustulonécrotique du dos de la main *1*
  • **porte d'entrée génitale** probable avec leucorrhées *1*
– signes négatifs : .... *NC*
  • auscultation cardiaque normale *1*
  • absence d'angine récente *1*

2. Quels sont les autres diagnostics à envisager devant cette atteinte articulaire ? *(20)*

■ Autres oligoarthrites infectieuses : *1*
– **staphylococcique** *1*
– **streptococcique** *2*
– endocardite d'Osler *1*
– brucellose .... *NC*
– **syphilis** .... *NC*
– maladie de Lyme (*Borrelia burgdorferi*) *1*
– tuberculose .... *NC*

- hépatite B, C (donnant plutôt des arthralgies que des arthrites) .... *NC*
- VIH .... *NC*
- parvovirus B 19 .... *1*
- rubéole, oreillons .... *NC*
- candidose septicémique .... *NC*

■ **Oligoarthrite postinfectieuse** : *1*
- **arthrite réactionnelle** *4*
- **rhumatisme articulaire aigu** .... *NC*

■ Oligoarthrites microcristallines : *1*
- **goutte** *1*
- **CCA** *1*

■ Oligoarthrite inflammatoire : *1*
- polyarthrite rhumatoïde *1*
- spondylarthrites notamment **rhumatisme psoriasique** *3*
- maladie de Still .... *NC*
- connectivite : lupus, Gougerot-Sjögren, Sharp, sclérodermie systémique, Behçet .... *NC*

---

3. Comment confirmez-vous votre diagnostic ? *(25)*

■ Recherche de gonocoque par **prélèvements bactériologiques avant antibiothérapie** (PMZ) : *2*
- col utérin *1*
- urètre *1*
- glandes de Bartholin *1*
- anus *1*
- cutané : pustules de la main gauche *3*
- pharyngés *1*
- ECBU *1*
- **liquide articulaire** (ensemencé sur milieux d'hémocultures) *4*
- **hémocultures** (PMZ) *4*
- **prélèvements génitaux** du partenaire (PMZ) *3*

■ Examen direct de tous les prélèvements à la recherche de diplocoques Gram négatifs *2*

■ Culture des prélèvements en milieu intraleucocytaire sur gélose chocolat *1*

---

4. Quel est le reste de votre bilan ? *(10)*

■ Bilan biologique : .... *NC*
- NFS, VS, électrophorèse des protéines sériques .... *NC*
- bilan hépato-cellulaire, urée, créatinine, glycémie, uricémie .... *NC*

■ Échographie cardiaque *2*

■ Dosage des anticorps anti-streptolysine O (ASLO), et antistreptodornase : .... *NC*
- protéinurie des 24 h *1*

■ **Bilan de MST** (PMZ) : *1*
- sérologies virales : hépatites B, C, VIH (avec accord) *2*
- TPHA-VDRL *1*

■ Radiographies standard des mains et poignets de face, genoux de face en charge et de profil, chevilles de face, pieds de face et de profil, et thorax de face *3*

5. Quel est votre traitement spécifique ? ***(15)***

- **Urgence thérapeutique** *1*
- **Antibiothérapie** :

– bactéricide *1*
– parentérale .... *NC*
– **intraveineuse** *1*
– en absence d'allergie aux ß-lactamines *1*
– probabiliste *1*
– dirigée contre le gonocoque *1*
– et adaptée secondairement à l'antibiogramme *1*

- **Pénicilline G** : *3*

– IVL .... *NC*
– en 4 à 6 injections par jour .... *NC*
– durant 8 jours .... *NC*
– et relais *per os* *2*
– avec une pénicilline A amoxicilline/Clamoxyl® *1*
– pendant 8 jours .... *NC*

- En cas d'allergie : utiliser spectinomycine en parentéral pendant 8 jours avec relais par quinolone ciprofloxacine/Ciflox® *per os*, pendant 8 jours *2*
- En cas de pénicillinase : remplacer pénicilline G après réception de l'antibiogramme, par une céphalosporine de 3e génération .... *NC*

6. Quelles sont les autres mesures thérapeutiques à lui associer ? ***(10)***

- Hospitalisation en urgence *1*
- Prévention des complications de décubitus (HBPM en sous-cutané) *3*
- Prévention du **syndrome de sevrage à l'héroïne** : antalgiques à fortes doses et si besoin, usage de morphiniques *2*
- **Déclaration obligatoire à l'ARS** *2*
- **Traitement du partenaire** après avoir réalisé des prélèvements bactériologiques *2*
- Associer une tétracycline à la pénicilline G de manière systématique pour traiter une éventuelle infection à *Chlamydiae trachomatis* associée .... *NC*
- Surveillance clinique et biologique **(PMZ)** .... *NC*

Conseils du conférencier

→ *Dossier classique à bien maîtriser.*
→ *Nombreuses questions possibles sur les MST, leur traitement.*
→ *Étiologie particulière à ne pas manquer.*

››› Items abordés dans ce dossier

N° 92 – Infections ostéoarticulaires. Discospondylite.

N° 95 – Maladies sexuellement transmissibles : gonococcies, chlamydiose, syphilis.

N° 307 – Douleur et épanchement articulaire. Arthrite d'évolution récente..

Dossier n° 31

Gard au loup !

★★★

Énoncé

Les urgences sont bien chargées pour votre garde dans le secteur « médecine ». Vous voyez une patiente de 42 ans pour une douleur thoracique. Cette patiente est suivie dans votre hôpital en rhumatologie pour un lupus « bénin » cutané-articulaire depuis 6 ans. Elle vous informe dès le début de votre examen clinique qu'elle n'a pas été du tout sérieuse. Comme tout allait bien, elle a en effet poursuivi d'elle-même son hydroxychloroquine (Plaquenil®) et sa prednisone (Cortancyl®) 6 mg/j reconduit par son médecin traitant malgré son insistance pour qu'elle revoit son rhumatologue.

L'histoire actuelle a débuté hier soir par une douleur thoracique droite avec une dyspnée. Cette douleur est continue sans irradiation particulière. Il n'y a pas eu de lipothymie, aucune palpitation. Elle fume par ailleurs un paquet de cigarettes par jour et prend en plus de l'hydroxychloroquine et de la prednisone, une contraception orale œstroprogestative.

Les constantes relevées à l'accueil des urgences sont : T° = 38,1 °C ; PA 135/75 mmHg, FC 99 bpm, FR 22/min, SpO_2 = 94 % en air ambiant.

Votre examen ne retrouve aucun signe de détresse respiratoire aiguë ni détresse hémodynamique. L'auscultation pulmonaire retrouve une diminution du murmure vésiculaire en base droite avec une matité en regard. L'auscultation cardiaque retrouve des bruits du cœur réguliers avec un souffle systolique 1/6 maximal au foyer aortique. L'examen cutané est normal, les mollets sont souples et les articulations touchées en début de maladie sont mobiles et indolores.

Une radiographie thoracique de face est pratiquée et met en évidence une opacité de la base droite avec un épanchement liquidien du cul-de-sac pleural droit.

? Questions

1. Quels diagnostics évoquez-vous ?
2. Complétez votre bilan paraclinique en urgence.
3. Le diagnostic d'embolie pulmonaire est affirmé grâce à votre bilan. Quel syndrome sera recherché pour expliquer cette complication chez la patiente ? Quelles informations peut donner le bilan d'hémostase ? Quels tests immunologiques seront utiles dans cette hypothèse ?
4. Quel est le traitement immédiat ?
5. Quel sera votre traitement au long cours en retenant l'hypothèse évoquée à la question 3 ? Quel paramètre biologique vous permettra d'adapter vos posologies ?
6. Quels conseils donnez-vous à la patiente ?

Première lecture et réflexes

- Femme en âge de procréer : bêta-HCG, éviter les examens radiologiques irradiant sur l'abdomen et le pelvis.
- Lupus cutanéo-articulaire : bénin mais rein, rein, rein… Dépistage régulier des complications.
- Recherche de SAPL.
- Contraception avec AMM : microprogestatifs.
- Douleur thoracique : ECG et radiographie thoracique en urgence, marqueurs biochimiques de nécrose, transfert en USIC. Étiologies en aigu. Moyen mnémotechnique : **A PIED** = **A**ngor, **P**éricardite, **I**nfarctus du myocarde (syndrome coronaire), **E**mbolie pulmonaire, **D**issection aortique.
- Tabac et contraception : évoquer les maladies thrombo-emboliques. Sevrage et changement de contraception dans le contexte.
- Poussée de lupus : rechercher un facteur déclenchant (médicament, infection, grossesse, exposition solaire, contraception avec œstrogènes).
- Fièvre : bilan infectieux, recherche de porte d'entrée.
- Souffle cardiaque : recherche d'endocardite (attention non infectieuse possible dans le cadre du lupus/SAPL). Prophylaxie en cas de geste à risque.

Réponses

1. Quels diagnostics évoquez-vous ? *(20)*

- **Embolie pulmonaire** ***5***
- **Pneumopathie infectieuse** ***5***
- **Pleurésie lupique** ***5***
- **Hémorragie intra-alvéolaire** ***5***
- **Cancer** bronchopulmonaire (fumeuse) .... ***NC***

---

2. Complétez votre bilan paraclinique en urgence. *(20)*

- **ECG 12 dérivations** (PMZ) ***2***
- Gaz du sang ***2***
- **Échographie cardiaque** (souffle, recherche épanchement péricardique asymptomatique) ***2***
- **Angioscanner pulmonaire** ***2***
- Échographie Doppler veineux des membres inférieurs ***1***
- Biologie :
  - NFS, VS, CRP, électrophorèse des protéines sanguines ***2***
  - ionogramme sanguin, urée, créatinine ***2***
  - TP, TCA, ... ***1***
  - **marqueurs cardiaques** (CPK, troponine I) .... ***NC***
  - marqueurs pronostiques : **BNP** ***2***
  - **bandelette urinaire** à la recherche d'hématurie, protéinurie, leucocyturie, nitriturie ***2***

- Bactériologie :
  - **hémocultures** systématiques *1*
  - **ECBU** *1*
- Radiographie de thorax de profil afin de préciser la localisation de l'opacité ..... *NC*

Remarque *: D-Dimères = zéro (forte suspicion d'EP)*

---

3. Le diagnostic d'embolie pulmonaire est affirmé grâce à votre bilan. Quel syndrome sera recherché pour expliquer cette complication chez la patiente ? Quelles informations peut donner le bilan d'hémostase ? Quels tests immunologiques seront utiles dans cette hypothèse ? *(15)*

- **Syndrome des antiphospholipides** *5*
- **Allongement du TCA non corrigé par le plasma témoin témoignant de la présence d'anticoagulants circulants** *4*
- Bilan immunologique :
  - **anticorps anti-β_2 GP I** *3*
  - **anticorps anti-cardiolipine** *3*
  - TPHA-VDRL avec TPHA négatif, VDRL positif ..... *NC*

---

4. Quel est votre traitement immédiat ? *(15)*

- Hospitalisation en **urgence** *2*
  - **USI avec scope si EP massive** *2*
- **Repos au lit** *2*
- Oxygénothérapie adaptée à la gazométrie *1*
- **Anticoagulation efficace** par héparinothérapie à la seringue électrique en surveillant l'héparinémie (et non le TCA qui est perturbé à cause des anticoagulants circulants) *3*
- Héparinémie souhaitée entre 0,3 et 0,6 UI/mL *2*
- Bas de contention en cas de phlébite surale profonde *3*
- **Arrêt des œstroprogestatifs** et **sevrage tabagique** ..... *NC*
- Surveillance (PMZ) : clinique (fréquence respiratoire, TA, conscience...) et biologique (gazométrie...) ..... *NC*

---

5. Quel sera le traitement au long cours en retenant l'hypothèse évoquée à la question 3 ? Quel paramètre biologique vous permettra d'adapter vos posologies ? *(10)*

- Relais de l'héparine par antivitamine K à vie *5*
- Adapter les posologies en fonction de l'INR souhaité entre 3 et 3,5 ..... *5*

6. Quels conseils donnez-vous à la patiente ? *(15)*

- Conseils à la patiente :
  - conseils sous AVK : .... ***NC***
    - remise du **carnet de surveillance** sous AVK .... ***NC***
    - **horaires** de prise .... ***NC***
    - **ne jamais arrêter** sans avis ***1***
    - connaître les problèmes **d'interactions médicamenteuses** ***1***
    - surveillances nécessaires par INR .... ***NC***
    - **INR cible** connu ***1***
    - **signes de surdosage** et conduite à tenir : saignement, hémorragie interne (PMZ) ***1***
    - ne pas modifier seul les doses .... ***NC***
    - **signaler** ce traitement à tout **professionnel de santé** ***1***
    - **alimentation** équilibrée avec consommation modérée d'alcool ***1***
    - avis du médecin avant tout geste médical ou voyage .... ***NC***
    - **pas de sports violents** ou travaux à risque ***1***
  - liés au lupus :
    - **éducation thérapeutique de la patiente** ETP ***1***
- **Connaissance** de la maladie, des signes d'alarmes (poussée), profil évolutif .... ***NC***
- **Observance**, risques liés à l'arrêt des traitements .... ***NC***
- **Arrêt du tabac** et **aide au sevrage** (PMZ) ***2***
- Correction des autres **facteurs de risque cardiovasculaires** .... ***NC***
  - régime alimentaire équilibré .... ***NC***
  - activité physique régulière ***1***
- **Calendrier vaccinal à jour** ***1***
  - avec pneumocoque et grippe. Pas de vaccins vivants .... ***NC***
- **Arrêt des œstroprogestatifs** et contraception par microprogestatifs ***1***
- Planification des grossesses ***1***
- **Photoprotection** ***1***
- **BU** en dehors des consultations de suivi ***1***
- Associations de patients et prise en charge sociale (100 %, ALD) auprès de son médecin traitant avec **protocole personnalisé de soins PPS** .... ***NC***

Conseils du conférencier

→ *Le lupus est une pathologie rare mais appréciée des enseignants pour son caractère multi-organes, potentiellement grave chez un sujet jeune. Conférence de consensus existante à lire (malheureusement non résumée).*

→ *Tout peut tomber. Bien connaître les grands classiques : antipaludéens de synthèse systématiques, microprogestatifs, atteinte rénale, médicaments inducteurs, bilan des atteintes (sans oublier hématologique, cardiologiques).*

→ *Bien connaître les arguments pour une poussée : CRP basse et VS élevée, hypocomplémentémie, élévation des anti-DNAn, absence de cause infectieuse aux symptômes.*

⟫ Référence

Lupus érythémateux systémique, guide ALD n° 21, HAS, 2010.

⟫ Items abordés dans ce dossier

N° 117 – Lupus érythémateux disséminé. Syndrome des antiphospholipides.

N° 339 – Troubles de l'hémostase et de la coagulation.

Dossier n° 32 Schtroumpfette ★★★

Énoncé

Mme B., 30 ans, est adressée par son médecin traitant pour des symptômes qui ont commencé il y a 2 ans.

À l'époque, elle se plaignait de douleurs vives des 2 mains souvent déclenchées après sa vaisselle. Tous ses doigts devenaient alors blancs, comme « morts » puis, en quelques minutes, bleus et très douloureux. Ces épisodes n'ont fait que s'aggraver.

Elle présente par ailleurs, depuis 6 mois, des douleurs articulaires diffuses des poignets et mains et des fourmillements dans les 3 premiers doigts de la main droite.

Votre examen physique retrouve des gonflements des métacarpophalangiennes et des poignets. Vous ressentez un crissement en regard de la face palmaire du poignet lorsqu'elle mobilise ses doigts. La peau dorsale des phalanges semble épaissie, rigide de façon isolée.

Le reste de votre examen physique est normal.

Questions

1. Que vous évoquent les symptômes des mains présents il y a 2 ans ? Justifiez. Quelles en sont les causes fréquentes ? Quel examen complémentaire morphologique simple doit être pratiqué ? Qu'en attendez-vous ?
2. Quel diagnostic évoquez-vous pour les fourmillements de la main droite ? Quels signes physiques recherchez-vous pour étayer ce diagnostic ?
3. Décrivez la sémiologie de l'examen physique des mains.
4. Quel diagnostic évoquez-vous devant ce tableau clinique ? Quels marqueurs immunologiques spécifiques pouvez-vous retrouver ?
5. Quelles atteintes fréquentes de la maladie recherchez-vous à l'interrogatoire ?

Six ans plus tard, Mme B. se plaint de dyspnée à l'effort et s'aggravant progressivement depuis 8 mois. Parmi les examens réalisés, vous notez :
– Pro BNP : 200 mg/L ; troponine < 0,05 mg/L ; ECG normal ;
– échographie cardiaque transthoracique : cinétique segmentaire et globale normale, FEVG 70 %, cavités cardiaques normales, PAPS = 20 mmHg.

Les EFR retrouvent :

EFR	Base	Pourcentage de théorique
Volumes (L) :		
VRE	0,72	75
CVL	1,58	61
CRF	1,77	77
VR	1,05	70
CPT	2,66	62
Spirométrie forcée :		
CVF (L)	1,55	56
VEMS (L)	1,13	51
VEMS/CVL %	72	91
Diffusion en apnée :		
DLCO (mL/min/mmHg)	6,7	27
VA (L)	2,14	50
DLCO/VA %	3,04	64

Les radiographies 1 et 2 sont réalisées.

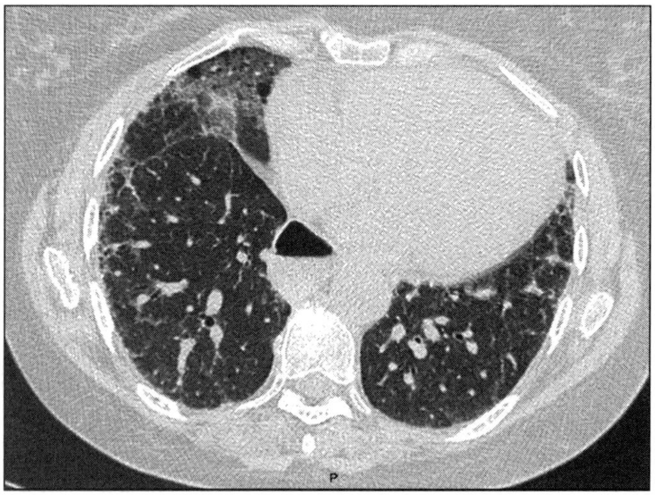

Iconographie 1

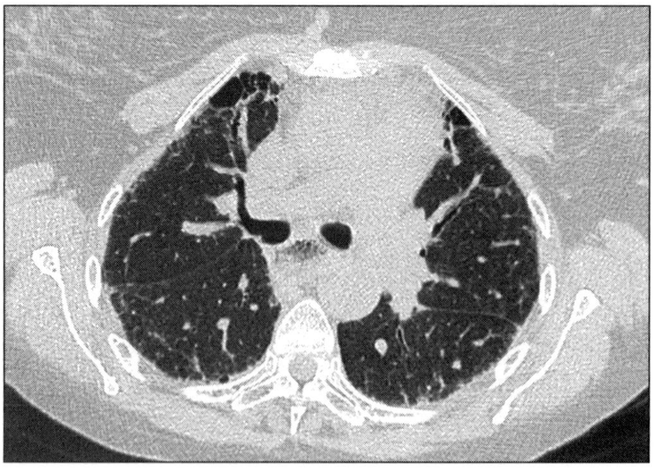

Iconographie 2

6. Interprétez les EFR et l'iconographie fournie. Quelle étiologie attribuez-vous à la dyspnée ?

Première lecture et réflexes

- Femme en âge de procréer : bêta-HCG, éviter les examens radiologiques irradiant sur l'abdomen et le pelvis.
- Syndrome de Raynaud : discuter une cause secondaire avant de conclure à une maladie de Raynaud idiopathique. Devant des signes associés, cause secondaire la plus probable.
- Arthralgies + Raynaud + syndrome du canal carpien : connectivites (notamment sclérodermie systémique), polyarthrite rhumatoïde.

Réponses

1. Que vous évoquent les symptômes des mains présents il y a 2 ans ? Justifiez. Quelles en sont les causes fréquentes ? Quel examen complémentaire morphologique simple doit être pratiqué ? Qu'en attendez-vous ? *(20)*

- Phénomène de Raynaud secondaire ou **syndrome de Raynaud** *4*
- Justification :
  - acrosyndrome .... *NC*
  - vasculaire évoluant en 3 phases : ischémique ou syncopale (blanche) puis cyanique ou asphyxique (bleue) puis récupération .... *NC*
  - facteur déclenchant :
    - froid et changements de température *2*
    - humidité (eau froide, vaisselle) .... *NC*
  - début tardif et récent .... *NC*
  - anomalies de l'examen clinique *2*
- Causes fréquentes :
  - iatrogènes : .... *NC*
    - **bêta-bloquants (PMZ)** *2*
    - ergots de seigle .... *NC*
  - **professionnelles :** *1*
    - maladie des engins vibrants, intoxication au chlorure de vinyle .... *NC*
  - connectivite : *1*
    - **sclérodermie systémique** *1*
    - **lupus** *1*
    - polymyosite .... *NC*
    - syndrome de Gougerot-Sjögren .... *NC*
    - syndrome de Sharp .... *NC*
  - vascularites : *1*
    - notamment secondaires à une polyarthrite rhumatoïde, cryoglobulinémie, maladie de Buerger .... *NC*
  - athérome diffus *1*
- Capillaroscopie péri-unguéale *2*
- Recherche d'arguments pour une pathologie spécifique :
  - **mégacapillaires** : *1*
    - avec anses dilatées ou dystrophiques en faveur de sclérodermie systémique (ou syndrome de chevauchement Sharp ou polymyosite) .... *NC*
  - capillaires rétrécis .... *NC*
  - raréfaction capillaire évocatrice de sclérodermie systémique *1*
  - œdème péricapillaire, pétéchies .... *NC*

2. Quel diagnostic évoquez-vous pour les fourmillements de la main droite ? Quels signes physiques recherchez-vous pour étayer ce diagnostic ? *(20)*

- Syndrome du canal carpien droit ... *4*
- Signes physiques :
  - inspection : ... *2*
    - acrocyanose, syndrome de Raynaud unilatéral ... *NC*
    - atrophie de l'éminence thénar ... *NC*
  - examen neurologique : ... *NC*
    - hypoesthésie du territoire du nerf médian (« **7 hémi-pulpes externes** ») ... *2*
    - déficit moteur de la loge thénar : ... *NC*
      - court abducteur ... *2*
    - et opposant du pouce ... *2*
    - réflexes ostéotendineux conservés ... *1*
  - tests de reproduction des paresthésies : ... *2*
    - **Flick test** : notion de disparition des paresthésies en secouant ses mains ... *3*
    - **signe du poing fermé** : maintenir le poing pendant plus de 30 s ... *2*
    - **test de Tinel** du nerf médian : percussion répétée du canal carpien, peu de valeur ... *NC*
    - **test de Phalen** : flexion ou extension complète du poignet maintenue, peu de valeur ... *NC*
    - **test du garrot de Gilliat** : gonflement d'un brassard à tension artérielle, peu de valeur ... *NC*

3. Décrivez la sémiologie de l'examen physique des mains. *(20)*

- **Synovite** ... *6*
  - des métacarpophalangiennes et des poignets : gonflements ... *2*
- **Ténosynovite** des fléchisseurs des doigts : ... *6*
  - crissement à la mobilisation des tendons fléchisseurs communs ... *NC*
- **Sclérodactylie** : ... *6*
  - épaississement cartonné, non plissable de la face dorsale des mains ... *NC*

4. Quel diagnostic évoquez-vous devant ce tableau clinique ? Quels marqueurs immunologiques spécifiques pouvez-vous retrouver ? *(10)*

- Diagnostic : **sclérodermie** ... *2*
  - **systémique** ... *4*
  - de forme **cutanée limitée** car sclérodactylie distale ne dépassant pas les coudes/genoux/visage ... *NC*
- Marqueurs immunologiques :
  - auto-anticorps anticentromère ... *2*
  - anti-topo-isomérase I (ou anti-Scl 70) ... *2*
  - anti-ARN polymérase III ... *NC*

5. Quelles atteintes fréquentes de la maladie recherchez-vous à l'interrogatoire ? *(10)*

- Atteinte cardiaque et respiratoire : ... *NC*
  - syndrome coronaire, douleur thoracique ... *2*
  - toux, expectorations ... *NC*
  - dyspnée ... *2*
  - lipothymies, syncopes ... *NC*
  - asthénie ... *NC*

- Atteinte digestive : ... *NC*
- perte de poids ... *NC*
- reflux gastro-œsophagien et troubles moteurs : ... *1*
  - dysphagie, odynophagie, régurgitations alimentaires, pyrosis, syndrome postural ... *NC*
- gastrique : dyspepsie, nausées, vomissements, satiété précoce, anorexie ... *NC*
- diarrhée et/ou constipation ... *1*
- météorisme, douleur ... *NC*
- incontinence fécale ... *NC*

- Atteinte cutanée : ... *NC*
- syndrome de Raynaud ... *NC*
- modification de souplesse de la peau, sclérodactylie ... *NC*
- ulcères digitaux, pulpite puis cicatrice pulpaires ... *2*
- télangiectasies ... *NC*
- limitation d'ouverture buccale : microstomie ... *NC*
- calcifications sous cutanées ... *1*
- troubles de pigmentation ... *NC*

- Atteinte articulaire et abarticulaire : ... *NC*
- arthralgies ... *NC*
- gonflements des extrémités, crissement tendineux : ténosynovites ... *NC*
- myalgies ... *NC*
- déformation des mains, lyse osseuse : acro-ostéolyse distale des phalanges ... *NC*

- Atteinte rénale : ... *1*
- oligurie ... *NC*
- œdèmes ... *NC*
- HTA ... *NC*

6. Interprétez les EFR et l'iconographie fournie. Quelle étiologie attribuez-vous à la dyspnée ? *(20)*

- EFR :
- **syndrome restrictif** car diminution de la capacité pulmonaire totale (CPT) ... *2*
- **trouble de diffusion** car diminution de la DLCO et DLCO/VA ... *2*
- absence de trouble obstructif car **VEMS/CV > 70 %** ... *1*
- au total, **syndrome mixte** restrictif et de diffusion (***2 pts*** si complet) ... *2*

- Iconographie :
- tomodensitométrie thoracique : ... *1*
  - fenêtre pulmonaire ... *NC*
  - coupe axiale ou transversale passant au-dessus des ventricules et de la carène ... *NC*
- **micronodules** diffus ... *2*
- **verre dépoli** des bases ... *2*
  - avec opacités réticulaires en **rayon de miel** ... *1*
- **bronchectasies** par traction ... *1*
- irrégularité des scissures ... *NC*
- distension œsophagienne ... *1*

- Étiologie : fibrose pulmonaire ... *3*
- sans hypertension artérielle pulmonaire ... *2*
- secondaire à la sclérodermie systémique ... *NC*

Conseils du conférencier

- → *Il s'agit d'un dossier didactique sur une maladie rare de présentation souvent typique et ayant fait l'objet d'un guide de l'HAS.*
- → *Le terme de CREST syndrome doit être abandonné puisqu'il ne représente pas une forme bien définie de la maladie. On parle davantage de forme cutanée limitée et de forme diffuse.*
- → *La sclérodermie « non systémique » ou cutanée n'atteint que la peau. On parle aussi de morphée. À ne pas confondre avec la sclérodermie systémique.*

»> Référence

Sclérodermie généralisée évolutive, guide ALD n° 21, HAS, 2008.

»> Items abordés dans ce dossier

N° 116 – Pathologies auto-immunes : aspects épidémiologiques, diagnostiques et principes de traitement.

N° 279 – Radiculalgie et syndrome canalaire.

N° 307 – Douleur et épanchement articulaire. Arthrite d'évolution récente.

N° 327 – Phénomène de Raynaud.

Dossier n° 33 Vénère

★★★

Énoncé

Un homme de 33 ans sans antécédent est adressé par son dermatologue pour un purpura infiltré des membres inférieurs, associé à des polyarthralgies inflammatoires des extrémités évoluant depuis 2 semaines.

Les examens biologiques pratiqués retrouvent :
– vitesse de sédimentation à 79 mm ;
– CRP à 82 mg/L.

Une radiographie du thorax retrouve un syndrome alvéolo-interstitiel. Les radiographies articulaires sont normales.

Un antécédent de sinusite chronique a fait adresser le patient à un ORL, retrouvant une polypose nasale dont la biopsie a retrouvé un granulome épithélioïde et gigantocellulaire.

Vous évoquez une vascularite.

? Questions

1. Quelles vascularites devez-vous évoquer devant des polyarthralgies associées à une atteinte cutanée et pulmonaire ? Quels sont les diagnostics différentiels ?

2. Quel diagnostic évoquez-vous dans ce cas ?

3. Quel examen biologique pratiquez-vous en faveur de ce diagnostic ?

4. Quels autres examens pratiquez-vous ? Que recherchez-vous ?

5. Sur quelles atteintes appréciez-vous la gravité de la maladie ?

6. L'évolution est marquée par une dégradation de la fonction rénale avec diminution rapidement progressive de la clairance de la créatinine. Quel examen devez-vous réaliser ? La suspicion d'une périartérite noueuse aurait-elle changé votre réponse ? Justifiez.

Première lecture et réflexes

- Arthralgie et signes systémiques chez un homme : évoquer surtout une vascularite, connectivite moins probable que chez la femme mais possible.
- Syndrome inflammatoire : constant dans les vascularites systémiques.
- Suspicion de vascularite : bilan des atteintes d'organe (notamment rein, cœur, système nerveux, poumon…) et étiologique (infections, néoplasies, traitements, ANCA, SAPL, facteur rhumatoïde, anti-CCP, facteur anti-nucléaires, cryoglobulinémie et histologie + + + si possible).

Réponses

1. Quelles vascularites devez-vous évoquer devant des polyarthralgies associées à une atteinte cutanée et pulmonaire ? Quels sont les diagnostics différentiels ? *(20)*

- Vascularites : *2*
- – **vascularites systémiques primitives, nécrosantes idiopathiques :** *2*
  - • associées aux ANCA : *2*
    - - **angéite nécrosante idiopathique (granulomatose de Wegener)** *2*
    - - **polyangéite microscopique** *2*
    - - syndrome de Churg et Strauss *2*
  - • **périartérite noueuse** : habituellement pas d'atteinte pulmonaire *1*
- – parfois nécrosantes : ..... *NC*
  - • **cryoglobulinémie** *1*
- – non nécrosantes : ..... *NC*
  - • purpura rhumatoïde *2*
  - • takayasu chez la femme ..... *NC*
- – **vascularites secondaires :** ..... *NC*
  - • **connectivites :** *1*
    - - lupus, Gougerot-Sjögren ..... *NC*
  - • **polyarthrite rhumatoïde** *1*
  - • **hémopathies : lymphomes** *1*
  - • **cancers** ..... *NC*
  - • **endocardite infectieuse** *1*
  - • **tuberculose** ..... *NC*
  - • médicaments : allopurinol, PTU… ..... *NC*

---

2. Quel diagnostic évoquez-vous dans ce cas ? *(10)*

- **Granulomatose de Wegener** *10*
- – devant l'atteinte ORL associée et le granulome en histologie ..... *NC*

---

3. Quel examen biologique pratiquez-vous en faveur de ce diagnostic ? *(10)*

- Recherche d'**ANCA** : *4*
- – par combinaison des 2 techniques d'immunofluorescence *2*
- – et **ELISA** (indispensable si IF positive) : *2*
  - • argument important si spécificité **antiprotéinase** 3 (anti-PR3, rarement anti-MPO myéloperoxydase) *2*

4. Quels autres examens pratiquez-vous ? Que recherchez-vous ? *(20)*

- Bilan des atteintes et préthérapeutique : ..... *NC*
– NFS, VS et CRP (*2 pts* si NFS et VS ou CRP) : *2*
  • syndrome inflammatoire : quasi constant lors des vascularites **(PMZ)** *2*
– ionogramme sanguin, créatininémie, clairance de la créatinine, bandelette urinaire, protéinurie des 24 heures . *NC*
– recherche d'hématurie glomérulaire : *2*
  • **atteinte rénale (PMZ)** *2*
– TP-TCA, groupe sanguin rhésus, bilan hépatique complet, glycémie, calcium phosphore, CPK et LDH, EPP, ECBU : ..... *NC*
  • prébiopsie, préthérapeutique ..... *NC*
– **radiographie pulmonaire et scanner thoracique** *2*
– EFR si anomalie, fibroscopie bronchique avec biopsies et lavage bronchiolo-alvéolaire : ..... *NC*
  • recherche d'atteinte pulmonaire, **hémorragie intra-alvéolaire (PMZ)** *4*
– consultation et **TDM des sinus et fosses nasales** : *2*
  • atteinte ORL ..... *NC*
– **ECG** *2*
– échographie cardiaque transthoracique voire troponine, BNP, IRM cardiaque : **atteinte cardiaque** ..... *NC*
– si examen neurologique anormal : IRM cérébrale et médullaire, EMG ..... *NC*
– à discuter : TEP-scanner ..... *NC*
– immunologie : **anticorps antinucléaires, anti-CCP** et **facteur rhumatoïde, anti-MBG** (Membrane basale glomérulaire), complémentémie (C3, C4, CH50), **recherche de cryoglobulinémie, anticoagulants lupiques, antiphospholipides, anticardiolipine, antibêta2-GP1** : diagnostic différentiel ..... *NC*
– **sérologies virales** : VHB, VHC, VIH : *2*
  • diagnostic différentiel ou étiologique ..... *NC*

5. Sur quelles atteintes appréciez-vous la gravité de la maladie ? *(20)*

- Atteinte neurologique centrale *4*
- Atteinte rénale *4*
- Atteinte digestive *4*
- Atteinte coronaire et myocardique *4*
- Atteinte pulmonaire *4*
- Ces facteurs de mauvais pronostic sont inclus dans le score validé FFS (« five factor score » : créatininémie > 140 µmol/L, protéinurie > 1 g/j, atteinte myocardique, douleurs abdominales sévères, atteinte neurologique centrale) ..... *NC*

6. L'évolution est marquée par une dégradation de la fonction rénale avec diminution rapidement progressive de la clairance de la créatinine. Quel examen devez-vous réaliser ? La suspicion d'une périartérite noueuse aurait-elle changé votre réponse ? Justifiez. *(20)*

- **Ponction biopsie rénale :** *5*
– avec examen anatomopathologique **(PMZ)** *3*
– et immunofluorescence *2*

- Oui : *1*
– contre-indication liée aux anévrysmes des artères rénales lors de la PAN *5*
– éliminer avant par artériographie surtout si absence d'ANCA ..... *NC*
– non indication car atteinte des vaisseaux de taille moyenne et non des glomérules *4*

Conseils du conférencier

- *Les vascularites nécrosantes ont fait l'objet d'une conférence de consensus de l'HAS.*
- *Sujet difficile avec présentation aspécifique mais gravité potentielle forte.*
- *La granulomatose de Wegener est parfois limitée (atteinte ORL, cutanée sans altération de l'état général) et peut être d'emblée ou secondairement généralisée (atteinte rénale, hémorragie alvéolaire, autres organes...) avec altération de l'état général.*
- *Le diagnostic est au mieux histologique associé à la présence d'ANCA.*

>>> Référence

Vascularites nécrosantes systémiques, guide ALD n° 21, HAS, 2007.

>>> Items abordés dans ce dossier

N° 112 – Réaction inflammatoire : aspects biologiques et cliniques. Conduite à tenir.

N° 116 – Pathologies auto-immunes : aspects épidémiologiques, diagnostiques et principes de traitement.

N° 252 – Insuffisance rénale aiguë. Anurie.

N° 307 – Douleur et épanchement articulaire. Arthrite d'évolution récente.

Dossier n° 34 La'os

Énoncé

Vous suivez en consultation Mme T., 46 ans, originaire du Laos, et en France depuis 5 ans, pour une polyarthrite qui était étiquetée rhumatoïde depuis 20 ans, date du début des symptômes. À l'époque, elle présentait des douleurs plus ou moins symétriques des épaules et mains, sans fièvre et évoluant par périodes brèves. À son arrivée en France, elle était sous méthotrexate qu'elle tolérait bien mais qui n'a jamais rien fait à son rhumatisme, tout comme les corticoïdes. Votre bilan immunologique n'avait pas retrouvé d'anticorps antipeptides cycliques citrullinés ni facteur rhumatoïde. Ses radiographies des mains étaient pathologiques avec destruction des métacarpophalangiennes et constructions osseuses. À la suite d'une poussée articulaire sur le genou, la ponction et les radiographies réalisées vous ont orienté vers une autre cause.

Vous notiez également une allergie aux AINS.

Questions

1. Interprétez la radiographie reproduite ci-dessous. Quelles caractéristiques du liquide articulaire ponctionné ont pu confirmer le diagnostic suspecté ? Quel est votre diagnostic final ?

2. Un traitement a permis à Mme T. d'être bien soulagée lors des poussées. Donnez le nom de la molécule, les contre-indications et les effets secondaires fréquents.

Cinq ans après, alors que tout allait bien, Mme T. vous consulte pour des douleurs du coude gauche évoluant depuis 4 mois. Ces douleurs sont associées à une altération modérée de l'état général, des sueurs nocturnes, sans fièvre objectivée. Vous notez une limitation importante du coude gauche.

3. Quelle étiologie devez-vous éliminer en urgence ?

4. Votre diagnostic est confirmé à la ponction de liquide articulaire, positive pour la coloration de Ziehl au direct. Quel traitement débutez-vous ?

5. Quelles autres mesures non thérapeutiques mettez-vous en place ?

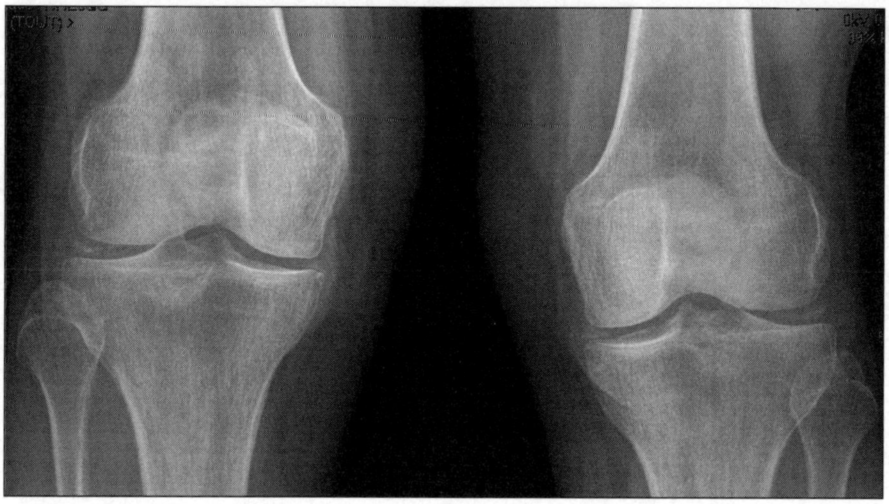

Première lecture et réflexes

- Femme en âge de procréer : bêta-HCG, éviter les examens radiologiques irradiant sur l'abdomen et le pelvis.
- Arthralgies synchrones symétriques inflammatoires : polyarthrite.
- Évolution > 3 mois (> 6 semaines pour la polyarthrite rhumatoïde) : chronique.
- Polyarthrite non étiquetée avec construction osseuse : penser à la chondrocalcinose.

Réponses

1. Interprétez la radiographie jointe. Quelles caractéristiques du liquide articulaire ponctionné ont pu confirmer le diagnostic suspecté ? Quel est votre diagnostic final ? *(20)*

- Méniscocalcinose bilatérale des genoux : *4*
  – en faveur d'une **chondrocalcinose articulaire** *3*
- Liquide mécanique *2*
  – ou inflammatoire : *2*
  – aseptique *2*
  – avec présence de **microcristaux de pyrophosphate faiblement biréfringents**, à **bouts carrés**, **intracellulaires** (*3 pts* si complet) *3*
- Rhumatisme polyarticulaire chronique à pyrophosphate de calcium (*4 pts* si complet) *4*

Remarque : *terme de chondrocalcinose uniquement radiologique.*

2. Un traitement a permis à Mme T. d'être bien soulagée lors des poussées. Donnez le nom de la molécule, les contre-indications et les effets secondaires fréquents. *(20)*

- **Colchicine** (0 si AINS) *5*
- Contre-indications :
  – insuffisance rénale grave *5*
  – insuffisance hépatique sévère *5*
- Effets secondaires fréquents :
  – troubles digestifs : diarrhée, nausées, vomissements = 1ers signes d'un surdosage *4*
  – urticaire et éruptions morbilliformes *1*

3. Quelle étiologie devez-vous éliminer en urgence ? *(20)*

- Arthrite infectieuse du coude *10*
  – gauche *5*
  – probablement tuberculeuse (subaiguë, origine géographique) *5*

4. Votre diagnostic est confirmé à la ponction de liquide articulaire positive pour la coloration de Ziehl au direct. Quel traitement débutez-vous ? *(20)*

- Hospitalisation *2*
- Antalgiques selon les paliers OMS : palier 1 paracétamol, palier 2 voire morphiniques .... *NC*
- Glace sur le coude gauche *2*
- Attelle antalgique type écharpe *2*
- Traitement médicamenteux : .... *NC*
  – après bilan préthérapeutique : *2*
    • extension de la maladie : leucocyturie et ECBU, hémocultures, **IDR à la tuberculine, dosage d'interféron** (test au quantiféron®), **BK crachats et tubages**, radiographie thoracique et selon orientation clinique .... *NC*
    • biologie : **recherche de grossesse**, numération, plaquettes, ionogramme sanguin, uricémie, bilan hépatique complet, urée, créatininémie .... *NC*
    • **consultation ophtalmologue** avec acuité visuelle, fond d'œil, champs visuels, vision des couleurs (*2 pts* si complet) *2*
    • élimination des contre-indications .... *NC*
  – **quadrithérapie anti-tuberculeuse** durant les 2 premiers mois à adapter selon l'antibiogramme : rifampicine, isoniazide, pyrazinamide, éthambutol (*2 pts* si complet) *2*
  – puis bithérapie rifampicine isoniazide au moins 6 mois *2*
    • à prendre à jeun *2*
- Kinésithérapie avec entretien des mobilités articulaires prudent en phase inflammatoire *2*
- Surveillance : .... *NC*
  – observance : coloration des urines, augmentation de l'uricémie .... *NC*
  – efficacité (souvent différée) : .... *NC*
    • disparition des signes d'arthrite, régression des douleurs, amélioration des mobilités articulaires .... *NC*
    • contrôle radiographique .... *NC*
    • négativation des prélèvements respiratoires si positifs et levée d'isolement .... *NC*
  – tolérance clinique : .... *NC*
    • rash, altérations visuelles .... *NC*
    • suivi ophtalmologique *2*
    • biologique : perturbation du bilan hépatique, cytopénies .... *NC*

5. Quelles autres mesures non thérapeutiques mettez-vous en place ? *(20)*

- Isolement respiratoire en chambre individuelle dans l'attente des prélèvements respiratoires *5*
- **Déclaration obligatoire** à l'ARS : *3*
  – avec **signalement** *2*
  – et **notification** *2*
    • permettant l'**enquête familiale** et des sujets contacts .... *NC*
- **Radiographie thoracique** de face *2*
- **Test tuberculinique** *2*
- Traitement si nécessaire .... *NC*
- **Prise en charge à 100 %** *2*
- Proposer une **sérologie VIH** *2*

Conseils du conférencier

- → *Un cas difficile qui traduit la complexité des diagnostics en rhumatologie.*
- → *Toujours penser à l'arthrite infectieuse et notamment tuberculeuse sur des terrains particuliers.*
- → *Une fin de dossier qui est classique.*

››› Items abordés dans ce dossier

N° 106 – Tuberculose.

N° 225 – Arthropathie microcristalline.

N° 307 – Douleur et épanchement articulaire. Arthrite d'évolution récente.

Dossier n° 35

Professeur Tournesol

★★★

Énoncé

M.V., 72 ans, vous consulte pour des céphalées et des douleurs de jambe droite évoluant depuis 3 mois. Ces douleurs ont commencé progressivement et sont associées d'une part, à une hypoacousie gauche et d'autre part à une déformation arciforme de la jambe douloureuse. Les douleurs de jambe surviennent uniquement lorsque M.V. prend appui sur celle-ci et sont stables après un début progressif.

M. V. n'a aucun antécédent en dehors d'un RGO compliqué d'œsophagite, il y a 2 ans et pour lequel il prend du lanzoprazole.

Votre examen ne retrouve aucune synovite mais une jambe gauche légèrement augmentée de volume et une peau en regard du tibia gauche hypervascularisée par rapport au côté droit. L'examen neurologique est normal et vous ne mettez en évidence qu'une minime hypoacousie de perception.

M.V. n'a pas d'altérations de l'état général ni d'épisode fébrile récent.

? Questions

1. Quel diagnostic étiologique évoquez-vous ?
2. Quel principal diagnostic différentiel devez-vous toujours redouter ?
3. Réalisez-vous une scintigraphie osseuse ? Si oui, justifiez son intérêt.
4. Quelles anomalies vous attendez-vous à retrouver aux radiographies standard du tibia gauche ?
5. À quelle complication est exposé M.V. concernant son tibia ?
6. Vous proposez à M.V. un traitement médicamenteux. Justifiez son intérêt et précisez les modalités.
7. Quelle surveillance mettez-vous en place pour juger de l'efficacité ?

Première lecture et réflexes

- Déformation arciforme des membres (lame de sabre) et hypoacousie : maladie de Paget symptomatique.
- Recherche de complication sarcomateuse, fissure osseuse.
- RGO et œsophagite : contre-indication aux bisphosphonates oraux.

Réponses

1. Quel diagnostic étiologique évoquez-vous ? *(5)*

■ Maladie de Paget osseuse *3*
– avec atteinte tibiale gauche .... *NC*
– et de la base du crâne *2*

2. Quel principal diagnostic différentiel devez-vous toujours redouter ? *(15)*

■ Pathologie osseuse maligne : .... *NC*
– métastases dont **cancer de la prostate (PMZ)** *6*
– myélome *6*
– tumeur primitive osseuse *3*

3. Réalisez-vous une scintigraphie osseuse ? Si oui, justifiez son intérêt. *(20)*

■ Oui : *5*
– cartographie initiale de l'ensemble des lésions de Paget et des os atteints *10*
– réalisation de radiographies centrées sur les zones à risque *3*
– décision thérapeutique *2*

4. Quelles anomalies vous attendez-vous à retrouver aux radiographies standard du tibia gauche ? *(20)*

■ Hypertrophie osseuse grossière, élargissement diaphysaire *5*

■ Épaississement des corticales et dédifférenciation corticomédullaire *4*

■ Aspect fibrillaire de l'os *3*

■ Déformation en lame de sabre *3*

■ Ostéoporose circonscrite avec limite nette en V avec l'os normal *5*

5. À quelle complication est exposé M. V. concernant son tibia ? *(10)*

■ Fracture ou fissure osseuse *10*

6. Vous proposez à M. V. un traitement médicamenteux. Justifiez son intérêt et précisez les modalités. *(15)*

■ Maladie symptomatique et localisations à risque *5*

■ Traitement antiostéoclastique par bisphosphonates *5*
– par **voie IV** car antécédent d'œsophagite **(PMZ)** *5*

Remarque : *les bisphosphonates bloquent l'hyper-remodelage osseux associé à cette pathologie.*

7. Quelle surveillance mettez-vous en place pour juger de l'efficacité ? *(15)*

- Clinique : .... ***NC***
  - absence de fracture ***2***
  - disparition des douleurs ***2***
  - non progression de l'hypoacousie ***2***
- Biologie : .... ***NC***
  - phosphatases alcalines ***2***
  - ostéocalcine ***2***
  - CTX sériques ***2***
- Imagerie : radiographies des zones atteintes, scintigraphie souvent inutile en suivi ***3***

Conseils du conférencier

→ *Maladie qui n'est plus officiellement au programme mais dont la fréquence (découverte souvent fortuite) et la question fourre-tout « douleur des membres » nécessite d'avoir quelques notions.*

⟫ Item abordé dans ce dossier

N° 306 – Douleur des membres et des extrémités.

Dossier n° 36 — Paris-Dakar

★

Énoncé

M. D., 28 ans, champion de Judo, vient vous voir un mois avant les championnats du monde pour des dorsalgies qui commencent à l'inquiéter. Celles-ci ont débuté il y a 3 mois sans contexte traumatique et se sont aggravées progressivement, l'empêchant de se concentrer sur sa préparation physique. En plus des douleurs qui le réveillent, il vous dit être en nage chaque nuit.

Les antalgiques de paliers I et II n'ont que très peu soulagé ses douleurs.

Ce patient d'origine sénégalaise vit en France depuis 6 ans avec sa femme et sa fille de 4 ans. Il ne présente comme antécédent que des traumatismes mineurs liés à la pratique du Judo (entorses aux doigts, Jersey finger immobilisé il y a 3 ans).

Votre examen physique retrouve :
- poids à 85 kg (-5 kg en un mois) ;
- TA : 127/68 mmHg, FC 99 bpm ;
- T° : 37,9 °C ;
- mobilités rachidiennes diminuées et douloureuses en anteflexion, extension, rotations et inclinaisons latérales au niveau de la charnière dorsolombaire ;
- pas de déficit neurologique ni syndrome pyramidal ;
- douleur des épineuses dorsales ;
- aires spléno-ganglionnaires libres ; pas d'hépatomégalie.

Le reste de l'examen est sans particularité.

? Questions

1. Quel diagnostic évoquez-vous ? Argumentez.

2. Quel bilan radiologique demandez-vous ? Hiérarchisez votre réponse.

3. Quels examens biologiques et bactériologiques demandez-vous d'emblée ?

4. Votre diagnostic est confirmé. Quel traitement antibiotique mettez-vous en œuvre ?

5. Quelles mesures de santé publique devront être réalisées ?

6. Isolez-vous le patient ? Selon quelles modalités ?

Peu avant sa sortie, après un mois de traitement, alors qu'il était efficacement soulagé depuis 15 jours, le patient ressent une violente douleur dorsale qu'il vous signale aussitôt. Vous constatez une hypotonie du membre inférieur droit avec un déficit thermoalgésique du côté gauche. Les réflexes ostéotendineux sont plus vifs au membre inférieur droit qu'à gauche. Les radiographies de contrôle du rachis lombaire montrent un tassement de la vertèbre D6 avec recul du mur postérieur.

7. Quel est votre diagnostic ? Quel type de traitement faut-il envisager en urgence ?

Première lecture et réflexes

- Rachialgies : examen neurologique (signes de gravité) et rhumatologique, impulsivité, raideur multidirectionnelle ou non.
- Rachialgies + fièvre + pays d'endémie : spondylodiscite tuberculeuse (mal de Pott).
- Déclaration obligatoire et dépistage de l'entourage, traitement long, prévention des complications de décubitus/neurologique, sérologie VIH.
- Rachialgies + AEG : éliminer une cause infectieuse, penser aux causes néoplasiques (lymphome, métastases, myélome), inflammatoires (spondylarthrites), mécaniques et autres causes fréquentes d'AEG (endocirnopathie...).
- Fièvre : bilan infectieux, recherche et traitement de la porte d'entrée, recherche de voyage en zone tropicale, isolement ?

Réponses

1. Quel diagnostic évoquez-vous ? Argumentez. *(15)*

■ **Spondylodiscite** dorsale **tuberculeuse** (mal de Pott) *5*

■ Arguments :
– terrain : origine africaine *2*
– anamnèse :
 • douleur d'évolution subaiguë *1*
 • horaire **mixte** *1*
 • **sueurs nocturnes** *1*
 • résistance de la douleur aux antalgiques de classes I et II *1*
– clinique :
 • fièvre *1*
 • **syndrome rachidien** (douleur dorsale, raideur) *1*
 • **amaigrissement** *1*
 • foyer pulmonaire à l'auscultation *1*
– pas d'argument paraclinique, ni de signes négatifs particuliers .... *NC*

2. Quel bilan radiologique demandez-vous ? Hiérarchisez votre réponse. *(15)*

■ **Radiographies standard** : *3*
– rachis dorsal face et profil *3*
– thorax face et profil *3*

■ **IRM rachidienne dorsale** : *3*
– avec séquences pondérées en T1, T2, T1 avec injection de gadolinium *3*
– coupes sagittales, frontales, et horizontales .... *NC*

3. Quels examens biologiques et bactériologiques demandez-vous d'emblée ? *(20)*

■ Biologie : .... *NC*
– bilan inflammatoire : NFS, CRP, électrophorèse des protéines *2*
– bilan préthérapeutique : ionogramme sanguin, urée, créatininémie, uricémie, γGT, transaminases, phosphatases alcalines *3*
– bilan d'hémostase avant biopsie : TP/TCA *1*
– **sérologie VIH** (après accord), VHB et VHC (fréquentes co-infections) *1*

■ Bactériologie : .... *NC*
– **IDR à la tuberculine** *1*
– prélèvements avant toute antibiothérapie *3*
– **BK crachats**, **BK tubages**, **BK urinaires** 3 jours de suite *2*
– examen direct avec **coloration de Ziehl** et culture en **milieu de Lowenstein** *2*
– recherche de l'ADN de *mycobacterium tuberculosis* par **PCR** .... *NC*
– **hémocultures systématiques** *1*
– ECBU *2*
– **ponction sous scanner** d'une collection paravertébrale ou du disque atteint et analyse cyto-bactériologique des prélèvements (PMZ) *2*

4. Votre diagnostic est confirmé. Quel traitement antibiotique mettez-vous en œuvre ? *(10)*

■ **Antibiothérapie** : .... *NC*
– *per os* *4*
– antituberculeuse .... *NC*

■ Association **tri** ou **quadrithérapie** comprenant au moins : *1*
– **rifampicine** (Rifadine®), **isoniazide** (Rimifon®) *2*
– en association avec : **pyrazinamide** (Pirilène®) et/ou **éthambutol** (Myambutol®) *1*
– relais par bithérapie après 2 ou 3 mois, pour une **durée totale d'1 an** .... *NC*

■ **Isolement** dans l'attente des résultats des examens des crachats à poursuivre si positifs .... *NC*

■ **Prise en charge à 100 % par la Sécurité sociale** (ALD n° 29) *2*

5. Quelles mesures de santé publique devront être réalisées ? *(15)*

■ **Enquête autour du cas index** *1*

■ Recherche de **cas secondaires** *1*

■ Par **déclaration obligatoire (PMZ)** : *2*
– **signalement** à l'**ARS** et au **CLAT** du département de domicile du patient *2*
– au **médecin inspecteur départemental de santé publique** ou au médecin désigné par arrêté du préfet du département *2*
– **dans les 48 h** suivant le diagnostic ou la mise en route du traitement *1*
– par le **biologiste** ou le **clinicien** .... *NC*
– puis **notification** (pour ARS et InVS) *1*

■ Coordination de l'investigation par le CLAT .... *NC*
– **contacte le patient** avec entretien à l'hôpital puis au domicile *1*
– évaluation des cas secondaires selon :
  • contagiosité du cas index : atteinte tuberculeuse, période de contagiosité .... *NC*
  • terrain des personnes de l'entourage : risque d'évolution vers une tuberculose maladie .... *NC*
  • proximité, confinement, durée de contact avec le cas index .... *NC*
– **consultation**, **IDR** à la tuberculine et **radiographie thoracique** *3*
– **à renouveler** dans les 3 mois puis 12-18 mois après diagnostic du cas-index *1*

6. Isolez-vous le patient ? Selon quelles modalités ? *(10)*

- Isolement **non systématique** *1*
- Isolement respiratoire ou « **air** » *2*
  - **chambre seule** signalée, porte fermée *1*
  - **masque FFP2** *2*
    - pour le patient à l'extérieur de sa chambre .... *NC*
    - pour le personnel et les visites .... *NC*
  - **limiter les déplacements** *1*
- Uniquement si **risque de contagiosité** *1*
  - **atteinte pulmonaire**, **bronchique**, **laryngée** et **pleurale** *2*
    prélèvements positifs pour le BAAR ou non .... *NC*
  - durée minimale de 1 à 3 semaines sous traitement .... *NC*
    - mais contagiosité possible jusqu'à 3 mois .... *NC*

7. Quel est votre diagnostic ? Quel type de traitement faut-il envisager en urgence ? *(15)*

- **Fracture-tassement** de la vertèbre touchée par l'infection avec **compression médullaire** dorsale secondaire traduite par un **syndrome de Brown-Séquard droit** *6*
- En urgence (PMZ) : .... *NC*
  - corticothérapie parentérale ou orale, à base de méthylprednisolone, 1 mg/kg/j *4*
  - traitement chirurgical à visée décompressive *5*
  - prélèvement des tissus en cours d'intervention et analyse anatomo-pathologique et cytobactériologique avec mise en culture des prélèvements .... *NC*

Conseils du conférencier

→ *Dossier extrêmement classique, thème tombé et tombable, transversal à l'échelle du patient et de son entourage.*

→ *Bien se souvenir que le délai d'incubation peut être très variable, souvent long.*

→ *La raideur rachidienne à l'examen est multidirectionnelle et globale à l'inverse des causes mécaniques qui sont classiques.*

→ *Attention aux complications neurologiques.*

→ *Bien connaître les effets secondaires des traitements anti-tuberculeux et leur prévention pouvant faire l'objet de nombreuses questions ou complications de l'énoncé.*

→ *Test de grossesse indispensable avant introduction du pyrazinamide (contre-indiqué si grossesse).*

→ *Si corticothérapie associée à la rifampicine, majorer les doses de corticoïdes.*

→ *Vitamine B6 avec l'INH.*

→ *Connaître les règles d'immobilisation, interdiction de position assise selon l'étage touché (cf. consensus 2007).*

⋙ Références

- *Spondylodiscites*, Société de Pathologie Infectieuse de Langue Française, 2007.
- *Tuberculose active*, HAS, ALD 29, 2007.
- *Enquête autour d'un cas de tuberculose*. Comité Supérieur d'Hygiène Publique de France, 2006.

⋙ Items abordés dans ce dossier

N° 92 – Infections ostéoarticulaires. Discospondylite.

N° 106 – Tuberculose.

N° 231 – Compression médullaire non traumatique et syndrome de la queue de cheval.

Dossier n° 37 Un train peut en cacher un autre... ★

Énoncé

Mme M., 76 ans, est amenée aux urgences par les pompiers en ce mois de janvier. Elle vous dit avoir glissé sur une plaque de verglas et s'être rattrapée sur son poignet droit en extension. Elle a ressenti immédiatement un craquement suivi d'une impotence totale en regard du membre. Aucune autre partie du corps n'a été touchée.

Mme M. fume environ 15 cigarettes par jour depuis 20 ans. Elle n'a jamais pratiqué de sport et présente, comme antécédents, une ménopause à l'âge de 50 ans, une phlébite à 67 ans et une autre à 73 ans. Tout le monde est « maigre » dans sa famille et Mme M. ne déroge pas à la règle puisqu'elle pèse 50 kg pour 170 cm. Elle vous mentionne qu'il y avait du diabète de type 2 chez sa mère et une spondylarthrite ankylosante chez son père. Elle ne prend pas de médicament.

Votre examen physique vous oriente vers une fracture de l'extrémité inférieure du radius. Vous ne notez pas d'autres anomalies notamment sur le plan cutané au niveau du membre supérieur droit ni aux plans vasculaire et neurologique en aval de la lésion.

Questions

1. Quelle est la fracture la plus fréquente selon ce mécanisme ? Décrivez les anomalies cliniques et radiographiques attendues en faveur de ce diagnostic.

2. Le traitement de la fracture est un succès. Quelle affection générale favorisante de cette fracture doit-on rechercher ? Quels arguments de l'énoncé vous permettent de la suspecter ? Quels facteurs de risque de fracture liés à cette pathologie sont présents dans l'observation et à rechercher à l'anamnèse ?

Finalement, Mme M. qui n'aime pas les médecins ne pratique pas les examens prescrits. Dix ans après, elle va voir un rhumatologue. En effet, elle se plaint d'avoir mal au dos souvent par « crises ». La dernière remonte à 15 jours après qu'elle soit tombée « les pieds dans le tapis ». Elle vous dit aussi avoir perdu 7 cm. Son état général est par ailleurs très stable.

3. Une radiographie est réalisée (*voir page 186*). Interprétez-la en vous aidant de l'IRM jointe pour localiser les anomalies (sans la décrire). Quelles sont les causes fréquentes de la principale anomalie observée ?

4. Vous suspectez la même affection générale qu'à la question 2 pour expliquer ces douleurs. Quel examen réalisez-vous pour la confirmer ? Quelles en sont les indications validées ? Précisez les résultats attendus.

5. Réalisez-vous des examens biologiques ? Si oui, lesquels. Justifiez.

6. Quel(s) médicament(s) spécifique(s) pouvez-vous prescrire à Mme M. en traitement curatif ?

7. Vous décidez d'introduire un bisphosphonate. Quelles sont les modalités de prise, la durée de traitement, les contre-indications, les effets indésirables fréquents ?.

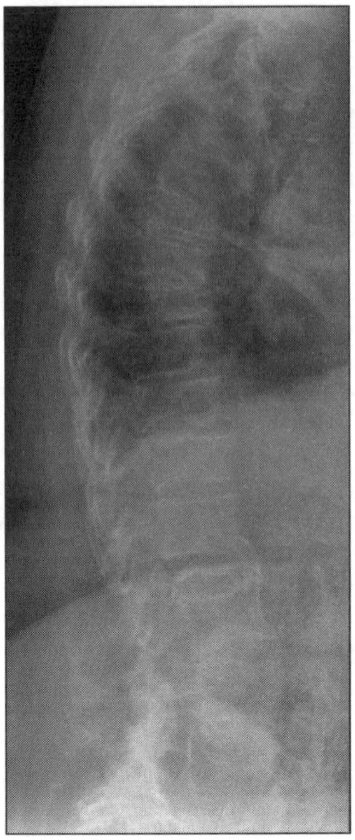

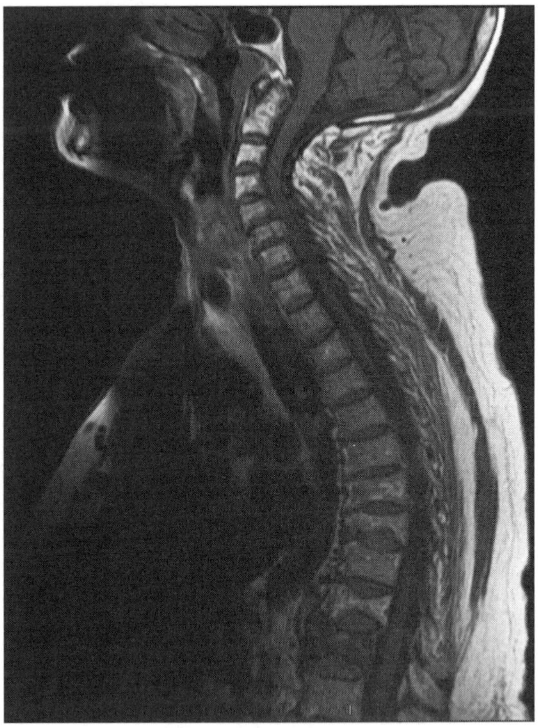

Première lecture et réflexes

- Tabac : calcul de dose en durée et paquets-année, aide au sevrage, conseil minimal, test de Fagerström, substituts nicotiniques.
- Poids et taille = calcul de l'IMC. Citer les objectifs de prévention.
- Fracture radiale de la femme âgée : ostéoporose. Recenser les facteurs de risque, l'ostéodensitométrie et le traitement indiqué.
- Ostéoporose et phlébite : contre-indication des *selective estrogen receptor modulator* (SERMs) (raloxifène) voire ranélate de strontium.

Réponses

1. Quelle est la fracture la plus fréquente selon ce mécanisme ? Décrivez les anomalies cliniques et radiographiques en faveur de ce diagnostic. ***(10)***

- Fracture de Pouteau-Colles *1*
- Clinique :
  - inspection : tuméfaction du poignet avec aspect en « main botte radiale » de face et « dos de fourchette » de profil (***2 pts*** si complet) *2*
  - ascension de la styloïde radiale *1*
  - mobilité du poignet conservée *1*
- Radiographie :
  - trait de fracture (solution de continuité osseuse) extra-articulaire *1*
  - extrémité inférieure du radius *1*
  - horizontalisation de la ligne bistyloïdienne *1*
  - index radio-ulnaire inférieur inversé *1*
  - tassement de l'épiphyse radiale .... ***NC***
  - déplacement et engrainement postérieur du fragment distal *1*

---

2. Le traitement de la fracture est un succès. Quelle affection générale favorisante de cette fracture doit-on rechercher ? Quels arguments de l'énoncé vous permettent de la suspecter ? Quels facteurs de risque de fracture liés à cette pathologie sont présents dans l'observation et à rechercher à l'anamnèse ? ***(20)***

- **Ostéoporose de la femme ménopausée (PMZ)** *2*
- Fracture ostéoporotique : fracture sans traumatisme important, chute de sa hauteur *2*
- Dans l'observation :
  - femme *1*
  - âge > 60 ans *1*
  - **maigreur** : indice de masse corporelle = poids/taille^2 = 17,3 soit < 19 et faible poids (***2 pts*** si calcul IMC) *2*
  - **tabac** avec effet dose à ¾ de paquet × 20 ans = 15 PA (***2 pts*** si calcul PA) *2*
  - sédentarité *1*
- À rechercher :
  - alcool *2*
  - **antécédent personnel de fracture ostéoporotique** *1*
  - **fracture du col fémoral** sans traumatisme majeur chez un **parent au 1er degré** *3*
  - DMO basse *1*
  - **corticothérapie** ancienne *1*
  - risque de chute : diminution d'acuité visuelle, sarcopénie, pathologie orthopédique… *1*

3. Une radiographie est réalisée. Interprétez-la en vous aidant de l'IRM jointe pour localiser les anomalies (sans la décrire). Quelles sont les causes fréquentes de la principale anomalie observée ? *(15)*

- Radiographie du rachis dorsal de profil : ... *1*
- – **fractures biconcaves** ... *1*
- – vertèbres thoraciques T7, T8, T10, et lombaires L1, L3 ... *2*
- – respect du mur postérieur et des corticales ... *1*
- – déminéralisation diffuse ou hypertransparence osseuse ... *1*
- – liseré de deuil, contours nets ... *1*
- – au total, **fractures tassements vertébraux** ... *1*

Remarque : *attention, la 1re vertèbre visible sur l'IRM est l'odontoïde de C2, il y a 7 vertèbres cervicales.*

- Causes de fracture tassement vertébral :
- – bénignes : ... *NC*
  - ostéoporose ... *1*
  - traumatique ... *1*
  - tumeurs (rares) ... *1*
- – infectieuses : spondylite/**spondylodiscite** ... *1*
- – néoplasiques **(PMZ)** : ... *NC*
  - **myélome** ou plasmocytome ... *1*
  - **lymphome** ... *1*
  - **métastases** de cancer solide ... *1*

4. Vous suspectez la même affection générale qu'à la question 2 pour expliquer ces douleurs. Quel examen réalisez-vous pour la confirmer ? Quelles en sont les indications validées ? Précisez les résultats attendus. *(20)*

- Mesure de DMO : ... *2*
- – par **ostéodensitométrie biphotonique** ... *2*
- Indications validées :
- – population générale, quels que soient l'âge et le sexe :
  - si signes d'ostéoporose :
    - fracture ou déformation du corps vertébral sans autre cause évidente ... *2*
    - antécédent personnel de fracture ostéoporotique **(sans traumatisme majeur)** ... *2*
    - exclut les doigts et orteils, crâne et rachis cervical ... *NC*
  - si pathologie inductrice d'ostéoporose :
    - **hyperthyroïdie** non traitée ... *1*
    - **hypercorticisme** ... *1*
    - **hyperparathyroïdie primitive (PMZ)** ... *2*
    - **hypogonadisme** prolongé ... *NC*
    - ostéogenèse imparfaite ... *NC*
  - traitement médicamenteux inducteur : corticothérapie systémique prescrite **> 3 mois et dose > 7,5 mg/jour** équivalent prednisone (*3 pts* si complet) ... *3*
- – femme ménopausée :
  - antécédent de fracture du col fémoral sans traumatisme majeur chez un **parent au 1er degré** ... *NC*
  - **IMC < 19** ... *1*
  - ménopause avant 40 ans ... *NC*
- Sites mesurés : **rachis lombaire**, **col fémoral** et si besoin radius (*1 pt* si complet) ... *1*
- Normal : DMO supérieure à la « moyenne de référence chez l'adulte jeune moins un écart-type » soit T-score > -1 ... *1*
- **Ostéopénie** : DMO comprise entre la « moyenne de référence chez l'adulte jeune moins un écart-type » et la « moyenne de référence chez l'adulte jeune moins 2,5 écart-type » soit T-score compris entre **-2,5 et -1** ... *1*
- **Ostéoporose** : DMO inférieure à la « moyenne de référence chez l'adulte jeune moins 2,5 écart-type » soit **T-score ≤ -2,5** ... *1*
- Z-score inutile en pratique chez l'adulte ... *NC*

5. Réalisez-vous des examens biologiques ? Si oui, lesquels. Justifiez. *(19)*

- Oui *2*
- Éliminer une cause secondaire de fragilité osseuse (hyperparathyroïdie, hyperthyroïdie, ostéomalacie, insuffisance rénale, myélome, hémopathie) : *2*

– NFS .... *NC*
– VS et CRP *2*
– **exploration du métabolisme phosphocalcique** :
  • calcium total sanguin et urinaire *2*
  • phosphore sanguin et urinaire *2*
  • **25 OH vitamine D** (D2 + D3), albuminémie *2*
  • PTH en cas d'anomalie *1*
– **TSH, T4** *2*
– **électrophorèse des protides plasmatiques**, protéinurie et immuno-électrophorèse urinaire *2*
– urée, créatininémie et calcul de la clairance rénale *2*

6. Quel(s) médicament(s) spécifique(s) pouvez-vous prescrire à Mme M. en traitement curatif ? *(5)*

- **Contre-indication des œstrogènes et du raloxifène** (SERM) car antécédent de phlébite **(PMZ)** *2*
- Bisphosphonates : alendronate (Fosamax®), risédronate (Actonel®), zolédronate (Aclasta®) *1*
- Ranélate de strontium (Protélos®) durant au moins 4 ans *1*
- PTH en injection discontinue : tériparatide (Forstéo®) durant 18 mois *1*

– car au moins 2 tassements .... *NC*

7. Vous décidez d'introduire un biphosphonate. Quelles sont les modalités de prise, la durée de traitement, les contre-indications, les effets indésirables fréquents ? Réalisez-vous une densitométrie osseuse dans le suivi ? Précisez. *(11)*

- Modalités de prise :

– 1 prise par semaine ou 1 à 2 prises par mois selon les produits .... *NC*
– **le matin, à jeun, 30 min avant le petit-déjeuner** ou à distance des repas (> 2 h) (***2 pts*** si complet) *2*
– **debout ou assis** sans s'allonger après la prise **pendant 30 min** *1*
– avec un **grand verre d'eau** du robinet, faiblement minéralisée *1*
– à distance de la prise de calcium, fer *1*

- Durée : **au moins 4 ans** sans excéder 5 à 7 ans *1*
- Contre-indications :

– hypersensibilité .... *NC*
– hypocalcémie *1*
– insuffisance rénale sévère (clairance < 30 mL/min) *1*
– grossesse, allaitement, enfants *1*

- Effets secondaires fréquents :

– maux de tête .... *NC*
– troubles digestifs : constipation, dyspepsie, nausées, douleur abdominale, diarrhées .... *NC*
– **gastrite, œsophagite** *1*
– **syndrome grippal**, douleurs musculo-squelettiques *1*

Conseils du conférencier

- ➜ *Le sujet est extrêmement classique, fréquent et tombable...*
- ➜ *Le terme de fracture vertébrale est largement préféré à celui de tassement.*
- ➜ *Il y a 7 vertèbres cervicales (8 racines), 12 thoraciques (12 racines) et 5 lombaires (5 racines).*
- ➜ *Il est important de bien connaître les conférences de consensus, les facteurs de risque lorsque vous interrogez vos malades en prévention, les traitements... largement prescrits.*
- ➜ *Les critères de bénignité d'une fracture vertébrale sont à connaître parfaitement (valeur imparfaite cependant) :*
  - *sous T6-(T7) : charnière thoraco-lombaire, rachis lombaire ;*
  - *tassement symétrique de face ;*
  - *arc postérieur respecté (pas de vertèbre borgne avec lyse du pédicule) ;*
  - *tassement diffus concave ;*
  - *corticale non effacée ;*
  - *respect du mur postérieur ;*
  - *texture osseuse de l'os non fracturé, normale (pas de lyse ni condensation) ;*
  - *± tassement multiples.*

››› Références

- *Comment prévenir les fractures dues à l'ostéoporose,* Prévention, diagnostic et traitement de l'ostéoporose, HAS 2007 et 2000.
- *Traitement médicamenteux de l'ostéoporose post-ménopausique,* Recommandations de bonne pratique, Afssaps, 2006.
- *Traitement hormonal substitutif de la ménopause* (THS), Afssaps, 2003.

››› Items abordés dans ce dossier

N° 56 – Ostéoporose.

N° 238 – Fracture de l'extrémité inférieure du radius.

Dossier n° 38

Une histoire de fesse

★

Énoncé

M. D., 34 ans, consulte pour une douleur de la fesse gauche irradiant à la face postérieure de cuisse jusqu'au genou associée à une impotence fonctionnelle majeure. Ces douleurs ont commencé il y a un an. Son ami pharmacien lui avait conseillé de prendre de l'ibuprofène 400 mg, 3 fois par jour, et cela lui avait permis de marcher normalement en seulement 2 jours mais ce type de douleur a récidivé plusieurs fois et il s'est enfin décidé à vous consulter. M. D. est par ailleurs allergique aux bêta-lactamines.

À l'examen physique, vous retrouvez un patient en excellent état général. Il n'y a aucun syndrome rachidien ni radiculaire et pas de synovite. La douleur fessière est reproduite lorsqu'il saute à cloche pied sur le membre inférieur gauche. Vous éliminez cliniquement une tendinite du moyen fessier gauche. Votre examen général est sans particularité en dehors d'un souffle de régurgitation au foyer aortique.

Il vous amène également des examens complémentaires que son médecin traitant a fait réaliser juste avant la consultation :

NFS et ionogramme sanguin normaux, VS à 70 mm à la 1re heure, CRP à 45 mg/L, bilan hépatique : ASAT 2N, ALAT 2N, PAL 3N, GGT 3N, bilirubinémie normale.

? Questions

1. Vous suspectez une douleur sacro-iliaque gauche. Quelles manœuvres d'examen physique devez-vous réaliser pour la reproduire ?
2. Quel cadre étiologique évoquez-vous ? Quelles informations de l'interrogatoire devez-vous obtenir en faveur de ce diagnostic ? Citez les 3 clichés radiographiques à réaliser en 1re intention.
3. Quelle est, par fréquence, votre première hypothèse étiologique concernant les perturbations du bilan hépatique ?
4. Quel traitement proposez-vous pour l'épisode douloureux actuel et pour les 3 prochains mois si les douleurs persistent ?
5. Après une efficacité initiale importante de votre traitement, les douleurs reprennent et concernent maintenant les 2 fesses avec un dérouillage matinal de 3 h et plusieurs réveils nocturnes. Il persiste un syndrome inflammatoire biologique. Quelle classe médicamenteuse proposez-vous ? Quelles précautions prenez-vous avant de débuter ce traitement ?
6. Votre traitement est efficace et vous revoyez tous les 6 mois M. D. Ses surveillances biologiques sont excellentes. Qu'évaluez-vous cliniquement pour apprécier l'évolution de la maladie ?

Les urgences vous contactent parce que M. D. est arrivé avec une fièvre à 39,3 °C. Il frissonne depuis plusieurs jours. Vous venez voir M. D. et vous êtes surpris de retrouver un purpura des creux sus-claviculaires et une splénomégalie. M. D. vous dit avoir parfaitement suivi votre traitement et vous apprend qu'il est allé voir son dentiste, il y a 3 semaines, pour une douleur dentaire.

7. Quelle étiologie grave doit être évoquée concernant l'épisode actuel ? Existait-il un moyen de prévention ? Si oui, précisez les modalités pour M. D.

Première lecture et réflexes

- Douleur rachidienne inflammatoire du sujet jeune : spondylarthrite à évoquer.
- Diagnostics différentiels : spondylodiscite, tumeur, arthrose en poussée.
- Efficacité des AINS en < 48 h : définition de la sensibilité aux AINS.
- Souffle aortique : prévention de l'endocardite infectieuse, carte de valvulopathie.
- Allergie aux bêta-lactamines : attention à la prophylaxie de l'endocardite…

Réponses

1. Vous suspectez une douleur sacro-iliaque gauche. Quelles manœuvres d'examen physique devez-vous réaliser pour la reproduire ? *(5)*

- Palpation des sacro-iliaques .... *NC*
- Pression sur le sacrum en décubitus ventral ou **signe du trépied** *1*
- **Test de cisaillement** horizontal (flexion d'une hanche, hyperextension de la hanche opposée) *1*
- Test de cisaillement vertical en flexion de hanche *1*
- **Écartement** des sacro-iliaques (pression sur les épines iliaques en decubitus dorsal) *1*
- **Rapprochement** des sacro-iliaques (pression sur les crêtes iliaques en decubitus latéral) *1*
- Test de Patrick ou douleur en abduction rotation externe de hanche .... *NC*

Remarque : *nécessité de combiner plusieurs manœuvres pour augmenter la sensibilité de l'examen.*

---

2. Quel cadre étiologique évoquez-vous ? Quelles informations de l'interrogatoire devez-vous obtenir en faveur de ce diagnostic ? Citez les 3 clichés radiographiques à réaliser en 1re intention. *(25)*

- **Spondylarthropathie ou spondylarthrite** *3*
  – à prédominance **articulaire axiale** *2*
- Antécédents familiaux de rhumatisme, **psoriasis** cutané *2*
- Antécédents personnels :
  – **uvéite** *2*
  – sciatalgie *1*
  – **orteil en saucisse** *1*
  – psoriasis cutané *1*
  – **arthrite** périphérique *1*
  – talalgie *1*
  – **diarrhée** chronique *1*
- **Sensibilité aux AINS** *3*
- Statut HLA **B27** (si connu) *1*
- 3 clichés radiographiques:
  – **bassin de face** *2*
  – **rachis lombaire** avec **charnière dorso-lombaire** de face *2*
  – rachis lombaire de profil *2*

Remarques : *– ne pas oublier les AINS ;*
– moyen mnémotechnique « SSUDOCU » : Sensibilité aux AINS, Sciatalgie (et talalgie), Uvéite, Diarrhée, Orteil en saucisse, Cutané (psoriasis), Urétrite.

3. Quelle est, par fréquence, votre première hypothèse étiologique concernant les perturbations du bilan hépatique ? *(5)*

- Effet secondaire hépatique des AINS, ibuprofène *5*
- Hépatite médicamenteuse minime .... *NC*

4. Quel traitement proposez-vous pour l'épisode douloureux actuel et pour les 3 prochains mois si les douleurs persistent ? *(15)*

- Traitement médicamenteux : **AINS** à forte dose puis dose minimale efficace pendant les repas. Prévenir les effets indésirables et surveiller la fonction rénale et hépatique *5*
- En cas d'échec :
  – **changement d'AINS** (3 sur 3 mois) *2*
  – **infiltration radioguidée** de l'articulation sacro-iliaque gauche *3*
- **Kinésithérapie** : éducation du patient en début de maladie (prévention de l'ankylose, maintien de la force musculaire et d'amplitude) *5*

5. Après une efficacité initiale importante de votre traitement, les douleurs reprennent et concernent maintenant les 2 fesses avec un dérouillage matinal de 3 h et plusieurs réveils nocturnes. Il persiste un syndrome inflammatoire biologique. Quelle classe médicamenteuse proposez-vous ? Quelles précautions prenez-vous avant de débuter ce traitement ? *(20)*

- Biothérapie **anti-TNF alpha** *5*
- Précautions :
  – information sur les risques infectieux *2*
  – éliminer les autres contre-indications (néoplasie récente, maladie démyélinisante, insuffisance cardiaque décompensée) *2*
  – hémogramme *1*
  – électrophorèse des protéines sériques *1*
  – transaminases *1*
  – sérologies hépatites B et C et, avec accord du patient, sérologie VIH *1*
  – anticorps antinucléaires et, si positifs, anticorps anti-ADN natifs *1*
  – **radiographie de thorax** *1*
  – **IDR à la tuberculine à 5 UI** (Tubertest®) *1*
  – en fonction de la clinique : panoramique dentaire, radiographies des sinus, ECBU *3*
  – avis cardiologique *1*

6. Votre traitement est efficace et vous revoyez tous les 6 mois M. D. Il prend également 5 mg de méthotrexate par semaine et ses surveillances biologiques sont excellentes. Qu'évaluez-vous cliniquement pour apprécier l'évolution de la maladie sous ce traitement ? *(20)*

- Anamnèse : .... *NC*
  – consommation d'**AINS** *2*
- Asthénie *1*
- Atteinte oculaire : **uvéites** *2*
- Score global d'activité de la maladie **BAS-G** *1*
- Durée du **dérouillage matinal** *2*
- Nombre de **réveils nocturnes** *2*

- Scores d'activités standardisés : .... *NC*
  - **BASDAI** *2*
  - **BASFI** : *2*
    - EVA .... *NC*
- Tolérance du traitement : infections dans l'intervalle, symptômes cutanés .... *NC*
- **Ankylose rachidienne** : rotations cervicales, distance occiput mur, menton sternum, ampliation thoracique, flexion latérale, Shöber, distance intermalléolaire *2*
- **Synovites** *2*
- **Enthésites périphériques** *2*

---

7. Quelle étiologie grave doit être évoquée concernant l'épisode actuel ? Existait-il un moyen de prévention ? Si oui, précisez les modalités pour M. D. *(10)*

- **Endocardite** subaiguë d'Osler : *3*
  - sur insuffisance aortique *2*
- Oui *2*
- Antibiothérapie en prise unique, 1 h avant les soins dentaires : *1*
  - par **pristinamycine ou clindamycine** compte tenu de l'allergie aux bêtalactamines (**0 si prescription de pénicilline**) *2*

Conseils du conférencier

➜ *Il s'agit d'un dossier de SPA classique.*

➜ *Il faut bien avoir compris le concept de spondylarthrites qui comporte un « tronc commun » qu'il faudra toujours rechercher :*
- *atteinte articulaire axiale avec enthésophytes et sacro-iliite (rachis et bassin),*
- *atteinte articulaire périphérique (synovites plus ou moins symétriques et distales),*
- *atteinte des enthèses périphériques (tendon d'Achille, aponévrose plantaire, crêtes iliaques, sternum…),*
- *la fréquence plus forte de l'HLA B27 et d'une agrégation familiale,*
- *fréquence plus forte d'uvéites.*

➜ *En fonction des manifestations extra-articulaires, on s'oriente vers un sous-type particulier : aucune atteinte (spondylarthrite ankylosante), psoriasis (rhumatisme psoriasique), MICI…*

⋙ Références

- *Spondylarthrite grave*, guide ALD n° 27, HAS, 2010.
- *Prévention, diagnostic et traitement des endocardites infectieuses*, Société Européenne de Cardiologie, 2009.

⋙ Items abordés dans ce dossier

N° 80 – Endocardite infectieuse.

N° 215 – Rachialgie.

N° 282 – Spondylarthrite ankylosante.

Dossier n° 39

Madame N., bien que naine a la haine d'avoir mal à l'aine malgré sa petite laine

★★

Énoncé

Mme N., 66 ans, vient vous voir pour des douleurs de l'aine gauche évoluant depuis 7 mois à début progressif. Ces douleurs surviennent principalement à la marche, à la montée des escaliers et en voiture. Elle a parfois mal jusqu'au genou gauche mais cela ne la réveille jamais. Elle a de plus en plus de mal à marcher et elle a actuellement beaucoup de difficultés pour aller à la boulangerie en bas de chez elle. Aussi, depuis 3 semaines, elle vous dit être très gênée pour se mettre en action durant la demi-heure qui suit son réveil.

Votre interrogatoire ne retrouve aucun antécédent ni prise médicamenteuse. L'état général est stable, il n'y a pas de fièvre.

Elle pèse 72 kg pour 178 cm.

Elle vous a rapporté une radiographie du bassin (normale).

Votre examen retrouve des arguments pour des douleurs de hanche gauche. Les mobilités à droite sont conservées. À gauche : flexion 100°, extension 0°, abduction 20°, adduction 20°, rotation externe 10°, rotation interne 5°.

Questions

1. Quelles manœuvres d'examen physique vous ont permis d'attribuer ces douleurs à la hanche gauche ?
2. Quelles mobilités avez-vous trouvé pour la hanche droite ?
3. Quels diagnostics pouvait-on évoquer il y a 6 mois après la radiographie du bassin ?
4. Interprétez les radiographies que vous avez faites réaliser (*voir page suivante*). Quelles radiographies complémentaires seraient utiles ? Justifiez.
5. Quel est votre diagnostic final ? Quel geste doit être réalisé rapidement devant ce tableau ? Qu'en attendez-vous ?
6. Vous proposez d'abord un traitement médical par antalgiques et anti-inflammatoires associé à de la kinésithérapie. Rédigez votre ordonnance de paracétamol et d'un AINS. Quels sont les éléments de suivi ?
7. Sur quels éléments sera décidée l'intervention chirurgicale ? En quoi consiste-t-elle ? Quelles en sont les principales complications ?

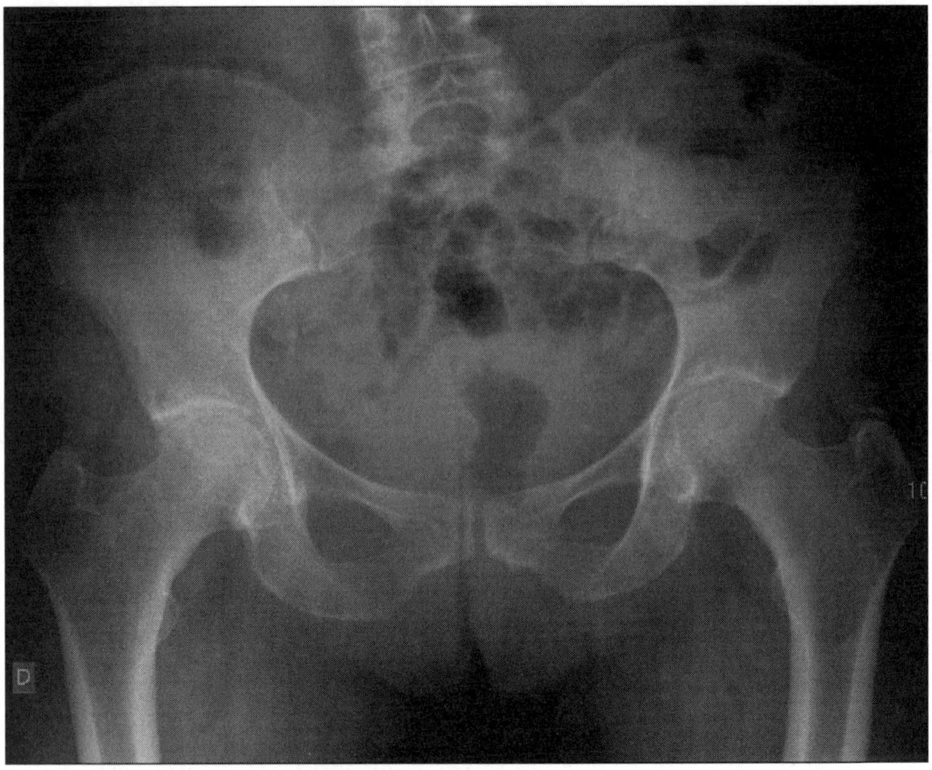
D
10

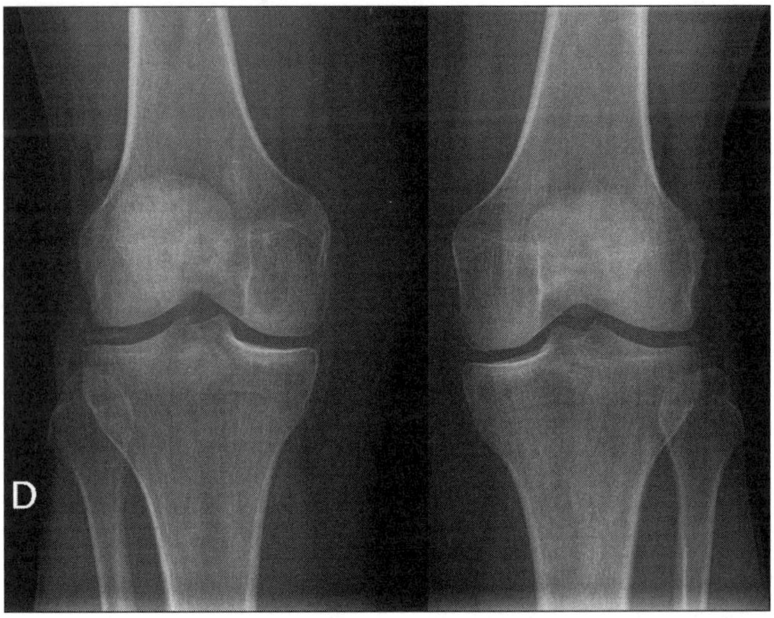
D

Première lecture et réflexes

- Douleur de hanche : éliminer une cause rachidienne.
- Coxarthrose récente : rechercher une forme destructrice rapide, radiographies comparatives avec faux profil de Lequesne, évaluation du périmètre de marche, index algo-fonctionnel de Lequesne pour la hanche.
- Poids et taille : calcul de l'IMC.

Réponses

1. Quelles manœuvres d'examen physique vous ont permis d'attribuer ces douleurs à la hanche gauche ? ***(14)***

■ Diagnostic positif :
– **limitation active et passive** de la hanche gauche *2*
– **flexion croisée** douloureuse *2*
– **salut coxal** : douleur inguinale lorsque le membre inférieur est maintenu au-dessus du plan du lit *2*
– **signe du rouler de hanche** ou de la clef : douleur inguinale provoquée par des mouvements passifs de rotation, membre inférieur en extension et en décubitus *2*

■ Signes négatifs :
– causes rhumatologiques : examen du rachis, des sacro-iliaques et abarticulaire normal .... *NC*
– **causes non rhumatologiques (PMZ)** : .... *NC*
  • **examen neurologique** des membres *2*
  • palpation des **pouls** et **auscultation des trajets vasculaires**, recherche de troubles trophiques *2*
  • examen de l'abdomen, recherche de **hernie inguinale** *2*

2. Quelles mobilités avez-vous trouvé pour la hanche droite ? ***(9)***

■ Mobilités normales :
– flexion 140° *1,5*
– extension 15° *1,5*
– abduction 45° *1,5*
– adduction 30° *1,5*
– rotation externe 45° *1,5*
– rotation interne 35° *1,5*

3. Quels diagnostics pouvait-on évoquer il y a 6 mois après la radiographie du bassin ? ***(10)***

■ Douleurs inguinales à radiographie normale :
– **pathologie abarticulaire** : tendinopathie (moyen fessier ++) *2*
– **pathologie articulaire** : .... *NC*
  • **arthrose** *1*
  • **coxopathies métaboliques** (chondrocalcinose ++, hémochromatose) *1*
  • **coxites** : .... *NC*
    - **inflammatoire rhumatismale** *2*
    - **infectieuse** *1*
– **pathologie osseuse** fémorale : .... *NC*
  • **ostéonécrose aseptique** *1*
  • **algodystrophie** *1*
  • **fracture de fatigue ou fissure par insuffisance osseuse** *1*
  • tumeur .... *NC*

■ **Douleur projetée** : causes digestives, neurologiques, vasculaires .... *NC*

4. Interprétez les radiographies que vous avez faites réaliser. Quelles radiographies complémentaires seraient utiles ? Justifiez. *(15)*

- Radiographie du bassin de face : .... ***NC***
  - signes d'arthrose « **POGO** » :
    - **pincement localisé** de l'interligne supéro-externe et interne *2*
    - **ostéophytose** (visible sur le cotyle gauche) *2*
    - **géodes sous chondrales** en regard du pincement *2*
    - **ostéocondensation** sous-chondrale en regard du pincement *2*
  - **coxarthrose bilatérale** prédominante à gauche *2*
- Radiographie des genoux de face : .... ***NC***
  - liseré calcique de méniscocalcinose bilatéral *2*
- Radiographies complémentaires :
  - recherche d'autres atteintes de chondrocalcinose (terme radiologique) .... ***NC***
  - poignets de face : ligaments triangulaires du carpe (***3 pts*** si complet) *3*
  - éventuellement épaules, rachis .... ***NC***

5. Quel est votre diagnostic final ? Quel geste doit être réalisé rapidement devant ce tableau ? Qu'en attendez-vous ? *(15)*

- **Coxopathie destructrice rapide** *4*
  - par **chondrocalcinose articulaire** *1*
- Éliminer une **coxite infectieuse (PMZ)** *3*
  - par **ponction** de hanche radio ou échoguidée *2*
- Analyse du liquide : .... ***NC***
  - liquide mécanique ou inflammatoire : cellularité variable (***2 pts*** si complet) *2*
  - aseptique .... ***NC***
  - présence de microcristaux de **pyrophosphate de calcium** non biréfringents (***3 pts*** si complet) *3*

6. Vous proposez d'abord un traitement médical par antalgiques et anti-inflammatoires associé à de la kinésithérapie. Rédigez votre ordonnance de paracétamol et d'un anti-inflammatoire non stéroïdien. Quels sont les éléments de suivi ? *(17)*

- Ordonnance :
  - coordonnées du médecin : nom, qualification, n° FINESS, adresse .... ***NC***
  - nom et prénom de la patiente .... ***NC***
  - date, signature .... ***NC***
  - paracétamol : *2*
    - 1 g toutes les 8 h si douleur *1*
    - maximum 4 g par jour *1*
  - AINS : *2*
    - dose d'attaque *1*
    - puis entretien avec **dose minimale efficace** *1*
    - prise **pendant les repas** *3*
    - arrêt si douleurs abdominales, hémorragie extériorisée, rash *1*
    - indication à une **protection gastrique** par inhibiteur de pompe à proton car âge > 65 ans : oméprazole 10 mg, 1 cp par jour **(PMZ)** *1*
    - exemples : diclofenac (Voltarene®) LP 75 mg, 1 cp matin et soir pendant 5 jour puis 1 par jour ou naproxène (Apranax®) 550 mg, 1 cp matin et soir selon le même schéma .... ***NC***
  - durée 1 mois, renouvelable 2 fois .... ***NC***

■ Suivi :
- consommation d'**antalgiques** ... *NC*
- **EVA douleur** ... *2*
- **dérouillage matinal** ... *NC*
- **périmètre de marche** ... *NC*
- indice algofonctionnel de **Lequesne (PMZ)** ... *2*
- **mobilités** de hanche ... *NC*
- **radiographies** du bassin et faux profil de Lequesne bilatéral à 6 mois ... *NC*
- tolérance des traitements : allergie, signes d'anémie ou hémorragie extériorisée, contrôle tensionnel, contrôle biologique du bilan hépatique et rénal sous AINS ... *NC*

7. Sur quels éléments sera décidée l'intervention chirurgicale ? En quoi consiste-t-elle ? Quelles en sont les principales complications ? *(20)*

■ Indication :
- échec du traitement médical ... *3*
- handicap fonctionnel important notamment indice algofonctionnel de **Lequesne > 10-12** ... *5*

■ Prothèse totale de hanche gauche ou arthroplastie totale de hanche gauche ... *2*

■ Complications :
- précoces :
  • luxation postopératoire ... *NC*
  • complications anesthésiques ... *NC*
  • hématome du site opératoire ... *NC*
  • infection du site opératoire, nosocomiale ... *2*
  • complications de décubitus, thromboembolique **(PMZ)** ... *2*
- tardives :
  • raideur, ankylose par insuffisance de rééducation ... *NC*
  • usure de la prothèse ... *NC*
  • fracture fémorale sous prothétique ... *2*
  • descellement (suspecter l'infection ++) ... *2*
  • luxations répétées : prévention en évitant les positions luxantes ... *2*
  • infection chronique ... *NC*
  • calcifications péri-prothétiques ... *NC*

Conseils du conférencier

→ *La coxopathie est différente dans son étiologie de la CDR (coxarthrose destructrice rapide) idiopathique.*

→ *Il faut bien maîtriser l'évaluation clinique d'une pathologie mécanique de hanche ainsi que l'indice de Lequesne : systématique et important en pratique.*

>>> Items abordés dans ce dossier

N° 57 – Arthrose.

N° 66 – Thérapeutiques antalgiques, médicamenteuses et non médicamenteuses.

N° 307 – Douleur et épanchement articulaire. Arthrite d'évolution récente.

Dossier n° 40 Et crac...

★★

Énoncé

Un homme de 35 ans vous consulte pour une douleur brutale lombaire, survenue hier sur son lieu de travail alors qu'il transportait un colis. Il était alors penché en avant lorsqu'il a soulevé un carton et il a brutalement ressenti un blocage douloureux l'empêchant de se relever. Il a beaucoup de difficultés pour se mobiliser et vient vous voir désespéré.

Vous ne notez aucun antécédent ni allergie.

Questions

1. Quel est votre diagnostic ?
2. Quel(s) examen(s) prescrivez-vous devant ce tableau ? Précisez.
3. Quel est votre traitement ? Prescrivez-vous de la kinésithérapie ? Justifiez.

Il revient vous voir inquiet car les douleurs se sont modifiées. La lombalgie a disparu mais il ressent désormais une violente douleur intermittente qui a débuté à la malléole interne droite puis la crête tibiale, la face antérieure du genou puis s'est progressivement étendue à la face externe de la cuisse. Il vous dit être très gêné lorsqu'il tousse.

4. Quel diagnostic suspectez-vous ? Quel en est le mécanisme ? Justifiez en interprétant la coupe transversale de scanner lombaire. Quelle est (sont) la ou les topographie(s) probables sur la clinique ?
5. Complétez votre examen clinique en faveur de ce diagnostic, en précisant les anomalies auxquelles vous vous attendez.
6. Dans quelles circonstances proposeriez-vous un traitement chirurgical en urgence ? En quoi consiste-t-il ?
7. La douleur persiste malgré vos antalgiques. Vous souhaitez débuter un traitement par prégabaline (Lyrica®). Quelle est la classe médicamenteuse et son indication dans ce cas ? Rédigez l'ordonnance.

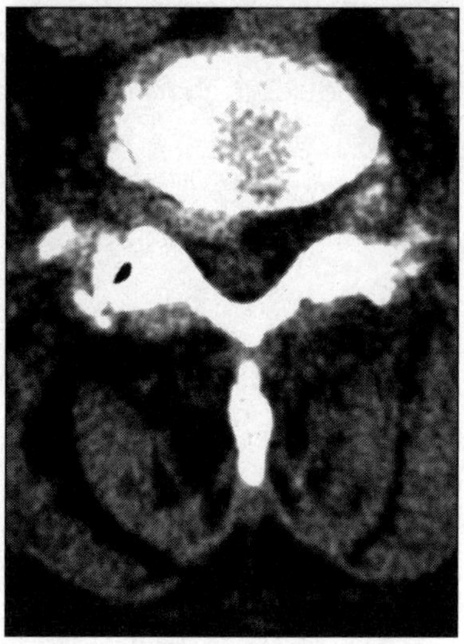

Première lecture et réflexes

- Lien avec le travail : accident et arrêt de travail, maladie professionnelle, médecine du travail avant reprise/reclassement.
- Douleur : évaluation EVA, traitement selon paliers OMS.
- Lombalgie : éliminer (au moins par l'examen clinique) une cause secondaire : infectieuse, tumorale, traumatique, inflammatoire (spondylarthrite).
- Sciatique : signes de gravité neurologiques ⇒ déficit moteur < 3/5, syndrome de la queue de cheval.

Réponses

1. Quel est votre diagnostic ? ***(10)***

■ Lumbago aigu d'origine discale ***10***

2. Quel(s) examen(s) prescrivez-vous devant ce tableau ? Précisez. ***(10)***

■ Aucun examen : ***6***
– diagnostic clinique ***2***
– absence de terrain évocateur de cause secondaire ***2***

3. Quel est votre traitement ? Prescrivez-vous de la kinésithérapie ? Justifiez. ***(15)***

■ Mesures non médicamenteuses :
– **pas de médicalisation excessive**, pathologie bénigne avec guérison complète et reprise d'activité normale .... ***NC***
– repos temporaire limité ***2***
– arrêt de travail 5 à 7 jours ***2***
– déclaration en **accident de travail (PMZ)** ***2***

■ Traitement médicamenteux :
– traitements antalgiques selon les paliers de l'OMS : palier 1 paracétamol 3 g par jour, palier 2, si nécessaire ***1***
– AINS en cure courte de 5 jours : ***2***
  • sans antisécrétoire associé (pas d'indication) .... ***NC***
  • exemple : kétoprofène (BiProfenid®) 150 mg : 1 cp matin et soir aux repas .... ***NC***
– myorelaxant éventuel selon la contracture : thiocolchicoside ou benzodiazépine ***1***

■ Surveillance : éducation du patient : ***1***
– consulter si intolérance aux traitements : rash, douleurs abdominales, hémorragie digestive .... ***NC***

■ **Pas de kinésithérapie** : ***2***
– car absence de bénéfice prouvé ***1***
– excès de médicalisation à risque de chronicisation des lombalgies ***1***

4. Quel diagnostic suspectez-vous ? Quel en est le mécanisme ? Justifiez en interprétant la coupe transversale de scanner lombaire. Quelle est (sont) la ou les topographie(s) probables sur la clinique ? *(20)*

- Cruralgie de la racine L4 droite (***5 pts*** si complet) *5*
- Mécanisme :
  - hernie discale **migrée** *3*
  - douleur discale : impulsive .... *NC*
  - initialement lombaire puis disparition avec la cruralgie .... *NC*
  - TDM : hernie **paramédiane** latéralisée à droite (et pathologie des articulations interapophysaires postérieures : vide intra-articulaire) *2*
- Hernie de siège **médian ou paramédian L3 L4** (la racine L4 se fixe un étage au-dessus de sa sortie du canal lombaire au niveau médian du mur vertébral postérieur) *5*
- Hernie **foraminale L4 L5** (sortie de la racine L4 comprimée par une hernie latéralisée) *5*

5. Complétez votre examen clinique en faveur de ce diagnostic, en précisant les anomalies auxquelles vous vous attendez. *(20)*

- Anamnèse : *2*
  - douleur **impulsive** à la toux, à la défécation, douleur neuropathique, état général, apyrexie .... *NC*
- Examen physique : *2*
  - recherche de **syndrome rachidien** : *3*
    - courbure rachidienne : .... *NC*
      - recherche de perte de lordose lombaire, inflexion du rachis *1*
    - **contracture** paravertébrale lombaire *1*
    - **raideur** mono-axiale en flexion extension : .... *NC*
      - diminution de l'indice de Shöber < 10 + 4 cm *2*
    - douleur à la palpation percussion des **épineuses** lombaires notamment L3 et L4 .... *NC*
  - recherche de **syndrome radiculaire** : *3*
    - manœuvres d'**étirement radiculaire** : signe de Léri droit (ou Lasègue inversé) qui orientera vers une cause discale surtout si : *2*
      - **Léri croisé** : signe de Léri reproduit du côté pathologique lorsque la manœuvre est pratiquée sur le membre non douloureux .... *NC*
      - **Léri vrai** : reproduit la radiculalgie décrite par le malade .... *NC*
      - Léri lombaire : douleur lombaire sans radiculalgie .... *NC*
  - **examen neurologique (PMZ)** : .... *NC*
    - déficit sensitif dans le territoire L4 : face médiane de fesse, face externe de cuisse pour les 2/3 supérieurs, face antérieure du genou, face antéro-interne de jambe et malléole interne .... *NC*
    - aréflexie ostéotendineuse rotulienne (ne distingue pas L3 L4) *1*
    - déficit moteur à rechercher et coter de 0 à 5 : .... *NC*
      - **quadriceps** (aussi L3) : extension contrariée du genou contre résistance *1*
      - **jambier antérieur** : dorsiflexion contrariée de cheville, marche sur les talons *1*
      - absence d'atteinte du psoas (L2 L3), muscles fessiers (moyen L5 grand S1), muscles péroniers latéraux (L5) .... *NC*
    - absence de troubles vésico-sphinctériens .... *NC*
    - **absence de syndrome pyramidal** : réflexe cutané-plantaire en flexion *1*

6. Dans quelles circonstances proposeriez-vous un traitement chirurgical en urgence ? En quoi consisterait-il ? ***(10)***

- Indications de chirurgie urgente :
  – déficit moteur < 3/5 .... ***3***
  – syndrome de la queue de cheval ***3***

Remarque : *la sciatique hyperalgique s'opère en cas d'échec des traitements antalgiques et infiltratifs.*

- Discectomie chirurgicale : ablation du fragment hernié ***4***

7. La douleur persiste malgré vos antalgiques. Vous souhaitez débuter un traitement par prégabaline (Lyrica®). Quelle est la classe médicamenteuse et son indication dans ce cas ? Rédigez l'ordonnance. ***(15)***

- Classe médicamenteuse : antiépileptique ***5***
- Indication : antalgique neuropathique ***5***
- Ordonnance :
  – coordonnées du médecin : nom, qualification, n° FINESS, adresse .... ***NC***
  – nom et prénom du patient .... ***NC***
  – date, signature .... ***NC***
  – prégabaline 25 mg matin et soir puis augmentation progressive à 150 mg/jour ***2***
  – durée : 15 jours à renouveler selon efficacité ***3***

Conseils du conférencier

➜ *Il s'agit d'un dossier classique. Il faut bien comprendre les mécanismes de compression d'une racine par une hernie selon l'étage, nécessaire pour imputer une douleur radiculaire à une hernie concordante ou remettre en cause le diagnostic.*

➜ *La sémiologie neurologique des racines des membres doit être parfaitement maîtrisée.*

››› Référence

Prise en charge diagnostique et thérapeutique des lombalgies et lombosciatiques communes de moins de trois mois d'évolution, Recommandation de bonne pratique, HAS, 2000.

››› Items abordés dans ce dossier

N° 66 – Thérapeutiques antalgiques, médicamenteuses et non médicamenteuses.

N° 215 – Rachialgie.

N° 279 – Radiculalgie et syndrome canalaire.

Dossier n° 41

La fièvre du samedi soir

★★

Énoncé

M. D., 66 ans, est hospitalisé pour rachialgies inflammatoires depuis 3 semaines avec fièvre à 39,5 °C et frissons.

Dans ses antécédents, on retrouve une hypertrophie bénigne de prostate pour laquelle il a bénéficié, il y a un mois et demi, d'une résection transurétrale. Il a également bénéficié d'un pontage coronaire il y a 4 ans et est hypertendu traité. Son traitement comprend de l'aspirine 75 mg/jour, de l'aténolol 50 mg/jour, de la simvastatine 20 mg/jour et du ramipril 5 mg/jour.

M. D. vous confirme la recrudescence épisodique de brûlures mictionnelles depuis l'intervention mais cela le gêne peu.

Votre examen retrouve une douleur vive à la palpation de plusieurs épineuses notamment au rachis cervical. Il est très raide et difficile à mobiliser dans toutes les directions. L'examen neurologique est normal.

Il n'y a pas de signe de choc. L'auscultation cardiaque retrouve un rythme irrégulier sans souffle. Il n'y a pas de signe d'insuffisance cardiaque.

L'auscultation pulmonaire est normale. L'abdomen est souple sans réaction pariétale mais légèrement sensible en hypogastre. Le toucher rectal est extrêmement douloureux en regard de la prostate résiduelle. Vous percevez une masse fluctuante en son sein.

La tension artérielle est à 135/80 mmHg, le poids est de 75 kg pour 179 cm.

Des radiographies du rachis cervical face et profil ont été pratiquées le matin (*voir page suivante*).

Vous évoquez une spondylodiscite infectieuse non tuberculeuse.

? Questions

1. Quels sont les 3 germes les plus fréquemment rencontrés ? Citez les 3 modes de contamination possibles.

2. L'absence de fièvre aurait-elle éliminé ce diagnostic ? Précisez.

3. Quels sont les 4 examens complémentaires de documentation bactériologique que vous allez pratiquer ? Quel geste s'impose si ces prélèvements ne sont pas rentables ? Que faîtes-vous de son traitement par aspirine pour ce geste ? Justifiez.

4. Décrivez les radiographies. La normalité de cet examen aurait-elle remis en cause votre diagnostic de spondylodiscite ? Justifiez votre réponse.

5. Quel examen d'imagerie demandez-vous dans l'immédiat pour confirmer la spondylodiscite ? Quels résultats vous conforteraient dans votre hypothèse diagnostique ? Citez les 4 autres examens ayant une bonne sensibilité pour faire le diagnostic.

6. Vous débutez un traitement antibiotique dirigé contre un *Escherichia coli*. Sous quel délai ? Quelles en sont les modalités pratiques (voie d'administration, molécule(s), durée) ?

L'évolution est plutôt favorable. L'interne d'astreinte un peu stressé vous demande ce qu'il devrait faire en cas de survenue d'un déficit neurologique sévère chez ce patient.

7. Quel traitement proposeriez-vous ?
8. Quels sont les objectifs et les moyens d'une rééducation durant une spondylodiscite ?

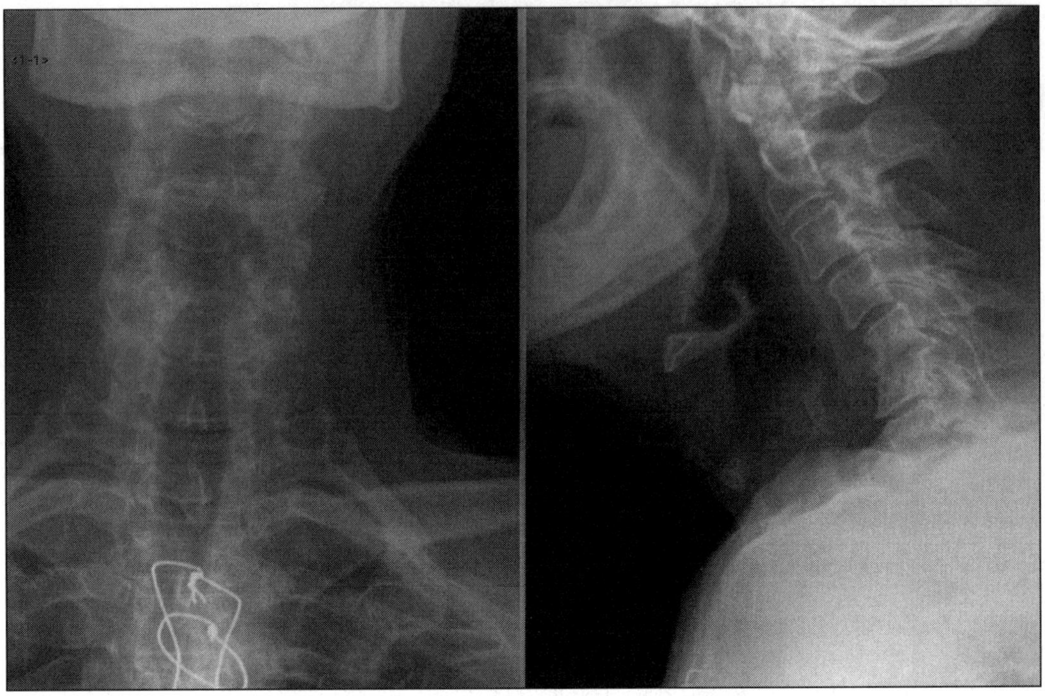

Radiographie du rachis cervical face et profil

Première lecture et réflexes

- Rachialgies + fièvre : spondylodiscite, bilan infectieux avec hémocultures, identification de la porte d'entrée, attente d'une identification d'un germe avant traitement, élimination des signes de gravité neurologique/choc septique.
- Chirurgie récente : infection du site opératoire liée aux soins (nosocomiale), porte d'entrée, avis chirurgical pour prélèvements locaux/traitement de la porte d'entrée.
- Raideur rachidienne multidirectionnelle (flexion/extension, inclinaison, rotation) : étiologie secondaire.
- Médicaments : arrêt ?
- AVK : INR en urgence, relai héparine ?
- Poids et taille = calcul de l'IMC.
- Trouble du rythme donc ECG, éventuellement scope selon la tolérance clinique.
- Spondylodiscite : traitement long, initialement IV, immobilisation rachidienne (corsets...) donc prévention des complications de décubitus, traitements physiques (kinésithérapie).

Réponses

1. Quels sont les 3 germes les plus fréquemment rencontrés ? Citez les 3 modes de contamination possibles. *(10)*

- Germes :
  - **staphylocoque doré** *3*
  - **staphylocoque blanc** *2*
  - **streptocoque** *1*
  - entérocoque : entérobactéries, champignons .... *NC*
- Contamination :
  - **hématogène** 60 à 80 % *3*
  - **inoculation directe** *1*
    - par contiguïté .... *NC*

2. L'absence de fièvre aurait-elle éliminé ce diagnostic ? Précisez. *(5)*

- **Non, fièvre inconstante** : *3*
  - présente dans seulement **2/3 des spondylodiscites hématogènes** *2*

3. Quels sont les 4 examens complémentaires de documentation bactériologique que vous allez pratiquer ? Quel geste s'impose si ces prélèvements ne sont pas rentables ? Que faîtes-vous de son traitement par aspirine pour ce geste ? Justifiez. *(25)*

■ 4 gestes :
– **hémocultures** (PMZ) : 3 paires minimum en milieu aéro-anérobie. À renouveler si fièvre ou frissons *3*
  • **en urgence** .... *NC*
– ECBU *3*
  • **en urgence** .... *NC*
– ponction de l'abcès prostatique, sous échographie *3*
  • selon les autres prélèvements .... *NC*
– **ponction biopsie disco-vertébrale**, à l'aiguille fine ou au trocart : *3*
  • sous contrôle radiologiqe .... *NC*
  • **si 1re série d'hémocultures négative** .... *NC*
  • suivie de 2 hémocultures à 4 h d'intervalle .... *NC*
  • si négative : à renouveler .... *NC*

■ Autre examen : **biopsie vertébrale chirurgicale** : *5*
– en cas d'échec des prélèvements précédents .... *NC*
– ou évolution défavorable après traitement probabiliste (discuté car peu rentable sous antibiotiques) .... *NC*

■ Gestion de l'aspirine : .... *NC*
– **poursuite de l'aspirine** *3*
  • en prévenant le malade du risque hémorragique augmenté *2*
– car :
  • risque hémorragique faible à modéré *1*
  • aspirine seule en prévention secondaire *1*
  • **risque thrombotique** et conséquences délétères en cas d'arrêt supérieurs aux risques des complications hémorragiques *1*
  • balance bénéfice/risque en faveur du maintien .... *NC*

4. Décrivez les radiographies. La normalité de cet examen aurait-elle remis en cause votre diagnostic de spondylodiscite ? Justifiez votre réponse. *(15)*

■ Signes visibles sur la radiographie :
– **effacement du liseré cortical des plateaux vertébraux** inférieur de C5 et supérieur de C6 .... *2*
– **érosion « en miroir » des plateaux vertébraux** à limites floues *3*
– recul modéré du mur postérieur de C5 et C6 .... *3*
– **pincement discal** C5-C6 (0 à la question si vertèbres mal localisées) *2*

■ Non visible sur cette radiographie :
– **ostéolyse vertébrale voire tassement**, déformation rachidienne .... *NC*
– **opacité des parties molles adjacentes** : refoulement des structures aérodigestives en région cervicale, fuseau paravertébral au niveau thoracique .... *NC*

■ **Non** : *1*
– radiographie **peu sensible** dans le diagnostic de spondylodiscite *2*
– normales dans les 2 et souvent 3 premières semaines d'évolution *2*
– à un mois, seules 50 % des radiographies sont anormales .... *NC*

5. Quel examen d'imagerie demandez-vous dans l'immédiat pour confirmer la spondylodiscite ? Quels résultats vous conforteraient dans votre hypothèse dignostique ? Citez les 4 autres examens ayant une bonne sensibilité pour faire le diagnostic. *(15)*

■ Oui : *1*
– IRM du rachis en coupe axiale, sagittale, **avec saturation de graisse** *2*

■ Anomalies attendues :
– **hypersignal discal T2** *2*
– parfois pincement .... *NC*
– **hyposignal T1** (infiltration de cellules inflammatoires remplaçant la moelle osseuse) et **hypersignal T2** (inflammation) des vertèbres adjacentes rehaussées après injection de gadolinium (***3 pts*** si complet) *3*
– **effacement de la corticale vertébrale et érosion des plateaux** .... *NC*
– **épaississement des parties molles discales** ou paravertébrales en hyposignal T1 et hypersignal T2 avec **rehaussement après injection de gadolinium** (périphérique si abcès) *2*
– **épidurite** parfois associée *1*

■ Autres examens :
– scanner rachidien multibarette avec injection de produit de contraste *1*
– scintigraphie osseuse *1*
– scintigraphie au gallium *1*
– TEP-TDM au FDG *1*

6. Vous débutez un traitement antibiotique dirigé contre un Escherichia coli. Sous quel délai ? Quelles en sont les modalités pratiques (voir d'administration, molécule(s), durée) ? *(10)*

■ Début **après documentation bactérienne** car pas de signe de choc ou de gravité neurologique *3*

■ **Biantibiothérapie** associant : *3*
– une céphalosporine de 3e génération intraveineuse *2*
– un aminoside (IV) ou une fluoroquinolone (*per os* ou IV) (***2 pts*** si une des molécules citée) *2*
– initiation **intraveineuse** pendant 4 à 6 semaines sauf si germe très sensible et sensibilité à un antibiotique oral à bonne biodisponibilité .... *NC*

■ Durée totale 6 à 12 semaines sans consensus .... *NC*

Remarque : *– staphylocoque communautaire (doré ou blanc) : pénicilline M associée à rifampicine ou aminoside ;*
– streptocoque : amoxicilline seule.

7. Quel traitement proposeriez-vous ? *(5)*

■ **Stabilisation** du rachis *2*
– **chirurgicale** *1*
– en **urgence** (PMZ) *2*

Remarque : *les indications retenues sont :*
– syndrome déficitaire sensitivomoteur ;
– syndrome radiculaire déficitaire cervico-dorsal ;
– paralysie datant de moins de 72 h.

8. Quels sont les objectifs et les moyens d'une rééducation durant une spondylodiscite ? ***(15)***

■ Objectifs :
- éviter les **déficiences**, **incapacités et handicaps** (complications neurologiques et statiques) liées aux atteintes rachidiennes ***2***
- prévenir les **complications de décubitus** ***2***
- lutter contre l'**amyotrophie** ***2***
- récupérer des **mobilités articulaires** ***2***

■ Moyens :
- décubitus strict ***2***
- contention : minerve rigide puis collier cervical, corset rigide ***2***
- entretien des mobilités ***1***
- renforcement musculaire global ***2***
- entretien cardiorespiratoire, table de verticalisation .... ***NC***
- rééducation proprioceptive et fonctionnelle .... ***NC***

Conseils du conférencier

→ *Ce cas résume les recommandations consensuelles sur les spondylodiscites.*

→ *Acharnez-vous à identifier le pathogène avant tout antibiotique !*

»» Référence

Spondylodiscites, Société de Pathologie Infectieuse de Langue Française, 2007.

»» Items abordés dans ce dossier

N° 53 – Principales techniques de rééducation et de réadaptation. Savoir prescrire la masso-kinésithérapie et l'orthophonie.

N° 92 – Infections ostéoarticulaires. Discospondylite.

Dossier n° 42 La vieillesse ★★

Énoncé

Mme A., 72 ans, vient vous voir pour une douleur du genou droit évoluant depuis plusieurs années. Celles-ci s'aggravent progressivement notamment à la descente des escaliers et à la marche. Elle n'est jamais réveillée la nuit et est très soulagée lorsqu'elle ne bouge pas. Son genou a déjà gonflé plusieurs fois. Elle était alors gênée pour faire ses courses et voir ses amies uniquement durant ces crises douloureuses puis les douleurs sont devenues quasi-permanentes.

Son mari doit de plus en plus l'aider dans la vie courante et parfois pour sa toilette ou l'habillage. Elle ne peut même plus aller jusqu'à son boucher pourtant à seulement 350 m de son appartement.

Elle se plaint également d'arthralgies des doigts, également anciennes et très fortes lorsqu'elle fait de la couture. Elle vous dit que c'est la vieillesse et que ça la gêne beaucoup moins que son genou.

Votre examen retrouve une déformation des genoux avec déviation du tibia en dedans. Le genou droit est légèrement tendu avec choc rotulien. Les mobilités sont altérées de façon passive et active en flexion. Le tour de cuisse est à 37 cm à droite contre 43 à gauche. La palpation retrouve une douleur de l'interligne fémoro-tibiale interne et un signe du rabot. Il existe une laxité frontale en valgus. Il n'y a pas de tiroir dans le plan antéro-postérieur. On note également des crépitations rotuliennes.

L'examen des hanches et du rachis est normal.

Vous retrouvez à la palpation des nodules durs en regard des articulations interphalangiennes proximales et distales des doigts.

Mme A. présente un poids stable à 73 kg pour 156 cm.

L'examen neurologique et vasculaire aux membres inférieurs est normal. Le reste de votre examen est sans particularité.

Questions

1. Commentez les radiographies des genoux reproduites page suivante.

2. Vous évoquez le diagnostic de gonarthrose droite. Citez les arguments de l'examen clinique en faveur de ce diagnostic.

3. Quelles sont les déficiences, incapacités et handicaps présentés par Mme A. ?

4. Afin d'évaluer la gonarthrose de Mme A., vous pouvez utiliser plusieurs outils. Citez : une échelle d'évaluation de la douleur ; une échelle spécifique d'évaluation des déficiences et incapacités ; une échelle générique d'évaluation des incapacités.

5. Quel traitement proposez-vous à Mme A. lors de cette consultation pour sa gonarthrose ?

Un an plus tard, Mme A. bénéficie de la mise en place d'une prothèse de genou droit suivie d'une rééducation en soins de suite. L'évolution est marquée, 2 semaines après, par une douleur vive du genou opéré avec signes inflammatoires locaux et impotence fonctionnelle importante sans fièvre. Une ponction de genou est réalisée. Les examens biologiques standard ne retrouvent pas de syndrome inflammatoire.

6. Quels sont les diagnostics principaux à évoquer ? Quel est le plus probable ? Justifiez. Quel serait le résultat attendu à la ponction articulaire ?
7. Quel diagnostic évoquez-vous pour l'atteinte des mains ? Justifiez en vous appuyant sur les radiographies reproduites ci-dessous.

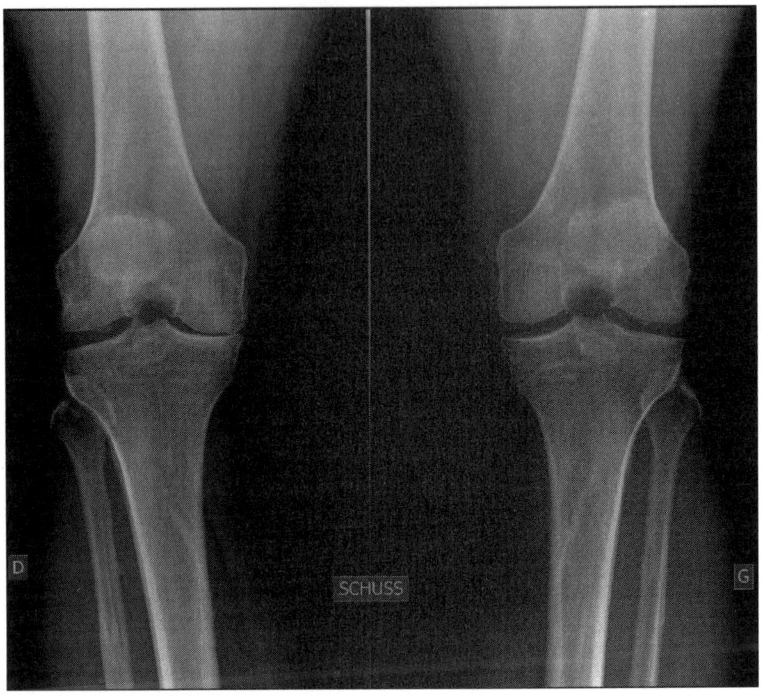

Radiographie des genoux

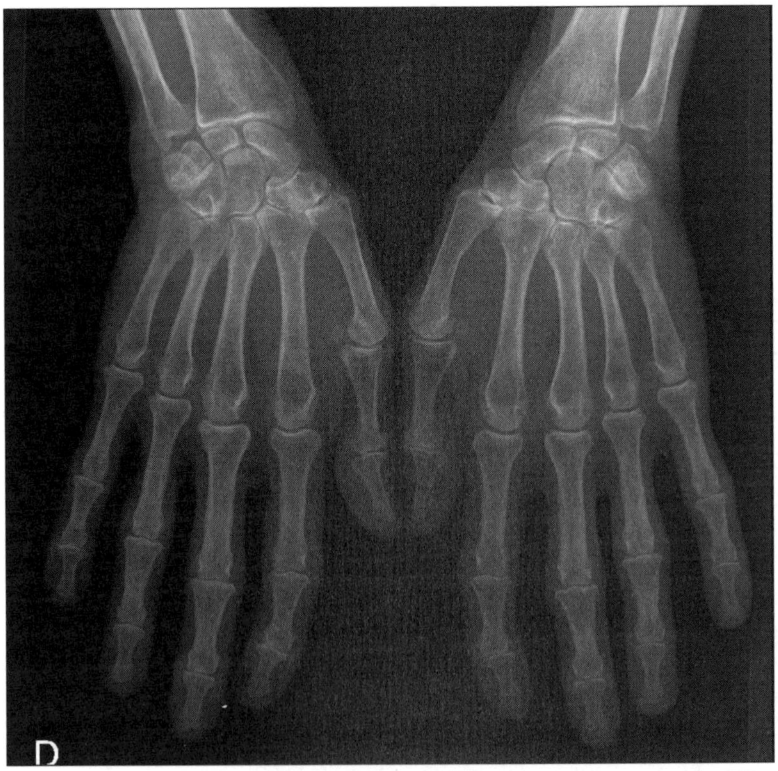

Radiographie des mains

Première lecture et réflexes

- Douleurs mécaniques : prédominantes en fin de journée, aggravées par l'effort, dérouillage matinal bref < 30 min ou absent (sauf poussées inflammatoire). Réveils nocturnes absents ou positionnels.
- Arthrose d'une grosse articulation et des mains : polyarthrose.
- Recherche de causes secondaires (notamment chondrocalcinose articulaire) et réévaluation clinique et radiologique à 6 mois (recherche d'arthrose destructrice rapide).
- Questionnaires validés : index algo-fonctionnel de Lequesne (hanche ou genou).
- Maladie chronique : éducation thérapeutique du patient (ETP).

Réponses

1. Commentez les radiographies des genoux. ***(10)***

- Radiographie des genoux de face en **Schuss** .... ***NC***
- Signes d'arthrose « POGO » :
  - **pincement localisé** des interlignes fémoro-tibiales (prédominance interne) ***2***
  - **ostéophytose** ***2***
  - **géodes** sous chondrales en regard du pincement ***2***
  - **ostéocondensation** sous-chondrale en regard du pincement ***2***
- Au total, **gonarthrose** : ***2***
  - **fémoro-tibiale bilatérale** prédominante à droite .... ***NC***

---

2. Vous évoquez le diagnostic de gonarthrose droite. Citez les arguments de l'examen clinique en faveur de ce diagnostic. ***(10)***

- Arguments :
  - terrain :
    - femme d'âge avancé .... ***NC***
    - obésité avec IMC = 30 kg/m² (***2 pts*** si IMC calculé) ***2***
    - *genu varum* bilatéral ***2***
  - gonalgie mécanique .... ***NC***
  - **argument de fréquence** ***1***
  - **syndrome fémoro-patellaire** : ***2***
    - douleur à la descente d'escaliers .... ***NC***
    - signe du rabot ***1***
    - limitation articulaire .... ***NC***
  - **syndrome fémoro-tibial** : ***2***
    - douleur à la marche, douleur de l'interligne fémoro-tibiale, limitation articulaire .... ***NC***
  - épanchement non inflammatoire .... ***NC***
  - pas d'argument pour une douleur projetée : coxopathie, pathologie rachidienne, vasculaire ou neurologique .. ***NC***
  - absence de syndrome inflammatoire .... ***NC***

3. Quelles sont les déficiences, incapacités et handicaps présentés par Mme A. ? *(20)*

- Déficiences :
  - douleur des genoux et doigts *2*
  - raideur *1*
  - laxité *1*
  - amyotrophie *1*
  - gonflement articulaire *1*
  - déformations des doigts *1*
- Incapacités :
  - marche *1*
  - descente d'escaliers *1*
  - taches domestiques .... *NC*
  - hygiène corporelle *1*
- Handicaps :
  - **indépendance physique** *2*
  - **indépendance économique** *2*
  - **occupations** *2*
  - **mobilité** *2*
  - **intégration sociale** *2*

Remarque *: un autre handicap parfois à citer est l'orientation.*

4. Afin d'évaluer la gonarthrose de Mme A., vous pouvez utiliser plusieurs outils. Citez : une échelle d'évaluation de la douleur ; une échelle spécifique d'évaluation des déficiences et incapacités ; une échelle générique d'évaluation des incapacités. *(10)*

- **EVA douleur**, échelle visuelle analogique *2*
- **Indice algofonctionnel** de **Lequesne** pour le genou *4*
- **Mesure d'indépendance fonctionnelle** *4*

5. Quel traitement proposez-vous à Mme A. lors de cette consultation pour sa gonarthrose ? *(20)*

- Traitement médical initialement *2*
  - ambulatoire .... *NC*
- **Règles hygiéno-diététiques** : *2*
  - stabilisation du poids et si possible perte de poids (ne pas être trop exigeant, effet rebond) *2*
  - activité physique régulière si l'antalgie est obtenue *2*
  - éventuellement aide technique (canne du côté opposé) .... *NC*
- **Antalgiques** :
  - paliers 1 OMS : paracétamol 1000 mg 3 à 4 prises espacées par jour (***2 pts*** si posologie) *2*
  - paliers 2 si besoin .... *NC*
  - AINS uniquement en courte durée 5 à 10 jours **si poussée inflammatoire** *2*
- À discuter :
  - antiarthrosiques symptomatiques d'action lente (AASAL) .... *NC*
  - traitements infiltratifs : dérivés cortisonés, acide hyaluronique, lavage articulaire .... *NC*
- **Kinésithérapie** : *2*
  - maintien des amplitudes articulaires *1*
  - renforcement des quadriceps *1*

- **Surveillance** : ... *1*
– **efficacité** :
  • EVA, douleur, consommation d'antalgiques, périmètre de marche ... *NC*
  • indice algofonctionnel de Lequesne pour le genou ... *2*
  • amplitudes des genoux, trophicité musculaire ... *NC*
– **tolérance** des traitements ... *1*

---

6. Quels sont les diagnostics principaux à évoquer ? Quel est le plus probable ? Justifiez. Quel serait le résultat attendu à la ponction articulaire ? ***(20)***

- À évoquer :
– **arthrite septique** bactérienne débutante sur prothèse de genou **(PMZ)** ... *2*
– **algodystrophie** en phase chaude ... *2*
– **arthrite microcristalline** débutante ... *2*
- Étiologie la plus probable : algodystrophie ... *2*
- Justification :
– signes inflammatoires locaux ... *1*
– absence de fièvre et syndrome inflammatoire ... *1*
- Ponction articulaire :
– liquide mécanique : ... *2*
  • macroscopiquement clair, filant ... *2*
– cytologie : < 1 000 leucocytes/mm^3 ... *2*
– examen direct avec coloration de Gram et culture : négatif ... *2*
– recherche de microcristaux négative ... *2*

---

7. Quel diagnostic évoquez-vous pour l'atteinte des mains ? Justifiez en vous appuyant sur les radiographies reproduites page 176. ***(10)***

- Arthrose digitale : ... *3*
– dans le cadre d'une **polyarthrose** ... *2*
- Justification :
– terrain : **obésité**, IMC = 30 kg/m^2, **facteur de risque d'arthrose digitale** ... *2*
– douleur mécanique ... *NC*
– nodosités de **Bouchard** (IPP) et **Heberden** (IPD) ... *2*
– radiographies : signes d'arthrose ... *1*
– avec pincement, condensation sous-chondrale et ostéophytes : atteinte des IPP et IPD ... *NC*
– polyarthrose car arthrose digitale associée à une arthrose d'une grosse articulation ... *NC*

Conseils du conférencier

- → *Il s'agit d'une pathologie extrêmement fréquente et pluridisciplinaire par son aspect médico-chirurgical.*
- → *Il faut bien connaître les échelles d'évaluation, notamment l'indice de Lequesne. Bien connaître la liste « classique » des handicaps.*
- → *Traitement médical évalué selon l'EVA, le périmètre de marche, les scores (Lequesne). Si échec, traitement chirurgical.*

››› Items abordés dans ce dossier

N° 49 – Évaluation clinique et fonctionnelle d'un handicap moteur, cognitif ou sensoriel.

N° 57 – Arthrose.

Dossier n° 43 Non rien de rien...

★★

Énoncé

Vous recevez à votre consultation une jeune femme de 33 ans pour des arthralgies.

Les symptômes ont commencé, il y a 6 semaines, par des douleurs articulaires des 2 mains et poignets avec gonflements importants. Ces douleurs sont parfois accompagnées de fébricules à 38 °C, 38,5 °C avec une asthénie importante et une perte de 2 kg. La patiente est obligée de se réveiller de nombreuses fois pour mettre un peu de glace sur ses mains durant la nuit. Elle se réveille le matin et ses mains sont presque paralysées jusqu'à 11 h soit 3 h après son réveil.

Depuis 2 jours, les épaules sont sensibles mais ce n'est rien comparé au genou gauche, extrêmement douloureux et qui l'empêche de poser l'appui.

Vous notez dans ses antécédents une amygdalectomie à 18 ans pour angines à répétition, du psoriasis vulgaire chez son frère et une tuberculose pulmonaire chez son grand-père. La patiente est d'origine tunisienne et vit en France depuis 10 ans. Elle exerce le métier de secrétaire.

Votre examen physique retrouve des synovites fluxionnaires des métacarpo-phalangiennes, des crépitations perçues à la palpation des tendons des fléchisseurs aux poignets, une douleur en rotation externe des épaules, isolée sans douleur aux manœuvres tendineuses, et un signe du flot au genou gauche. La compression latérale des métacarpo-phalangiennes est douloureuse aux mains. Le reste de l'examen physique est sans particularité.

Elle pèse 61 kg pour 165 cm. La tension artérielle est à 15/8, fréquence cardiaque à 70/min, température 37,6 °C.

Elle vous amène les résultats d'une prise de sang prescrite par son médecin traitant :
– numération : leucocytes 8,4 G/L, Hb 11,6 g/dL, VGM 88 fl, plaquettes 300 G/L ;
– VS à 77 mm, CRP 45 mg/L ;
– ionogramme sanguin normal.

Questions

1. Résumez le tableau clinique de la patiente en précisant les éléments de sémiologie décrits dans l'énoncé.

2. Quelles sont vos 3 principales hypothèses diagnostiques ? Quelle est la plus probable ? Quel examen complémentaire vous semble indispensable à ce stade ? Quel résultat serait en faveur de votre diagnostic le plus probable ?

3. Quelles radiographies réalisez-vous ? À quels résultats vous attendez-vous ?

4. Votre prescription comporte initialement des anti-inflammatoires stéroïdiens que la patiente arrête pour un rash cutané et que vous avez substitué par 10 mg de prednisone (Cortancyl®). Vous revoyez votre patiente à 1 mois de ce dernier traitement. Comment évaluez-vous l'efficacité ? Modifiez-vous votre traitement en cas d'inefficacité ? Si oui, détaillez votre nouvelle prescription. Si non, justifiez.

5. Vous revoyez votre patiente à 1 mois sans signe d'activité de la maladie. Elle souhaite débuter une grossesse. Elle vous demande si ses symptômes vont être modifiés pendant la grossesse et au décours. Que répondez-vous ? Quelle est votre conduite à tenir vis-à-vis des traitements de cette maladie ?

6. Durant sa grossesse, la patiente présente des fourmillements dans les 3 premiers doigts de la main droite. Quel diagnostic évoquez-vous ? Quelle(s) étiologie(s) vous paraît(ssent) les plus probables ? Quelle est votre prise en charge thérapeutique ?

Première lecture et réflexes

- Femme en âge de procréer : bêta-HCG, éviter les radiographies traversant l'abdomen et bassin, contraception ?
- Arthralgies périphériques et femme jeune : PR, connectivite.
- Psoriasis familial et arthralgies : évoquer le rhumatisme psoriasique (pouvant être axial/périphérique).
- Signes physiques détaillés : traduire l'énoncé en langage sémiologique/symptômes/syndromes.
- Liquide articulaire : ponction et analyse cytologique, bactériologique, micro-cristaux (biochimie non pratiquée).
- Poids et taille : calcul de l'IMC.
- HTA : vérifier par d'autres mesures en bonnes conditions, bilan diagnostique et du retentissement, FR cardiovasculaire, définir des objectifs de prévention, le traitement diététique puis médicamenteux.
- Contage tuberculeux : bilan avant traitement immunosuppresseur (dont corticoïdes, anti-rhumatismaux...).
- Suspicion de PR : évaluer le pronostic (clinique, biologique, radiographique, FR cardiovasculaire, handicap), bilan diagnostique et préthérapeutique dans le même temps, début rapide d'un traitement de fond pour prévenir les destructions articulaires = anticiper.
- PR : tabac (FR de maladie, sévérité et cardiovasculaire en plus de la PR en elle-même).

Réponses

1. Résumez le tableau clinique de la patiente en précisant les éléments de sémiologie décrits dans l'énoncé. *(10)*

- Polyarthrite = douleurs articulaires symétriques inflammatoires : *1*
- – distale *1*
- – récente et chronique (≥ 6 semaines) .... *NC*
- – avec fièvre et signes généraux .... *NC*
- – chez une femme jeune avec antécédents familiaux de psoriasis *2*
- – sans signes extra-articulaires *2*
- – associant à l'examen :
  - des **synovites** des épaules, des MCP .... *NC*
  - des **ténosynovites** des fléchisseurs des doigts (crépitations) *2*
  - une **arthrite** avec gonflement du genou gauche (signe du flot) .... *NC*
  - un **squeeze test** positif aux mains (compression latérale des MCP) *2*
  - avec **syndrome inflammatoire biologique** probablement **chronique** (anémie normocytaire) ...... *NC*

2. Quelles sont vos 3 principales hypothèses diagnostiques ? Quelle est la plus probable ? Quel examen complémentaire vous semble indispensable à ce stade ? Quel résultat serait en faveur de votre diagnostic le plus probable ? *(20)*

- 3 hypothèses diagnostiques principales :
- – polyarthrite rhumatoïde .... *NC*
- – rhumatisme psoriasique périphérique *3*
- – lupus érythémateux disséminé *3*
- La plus probable : polyarthrite rhumatoïde par argument de fréquence *4*

- Ponction de liquide articulaire du genou gauche **(PMZ)** : *3*
– avec examen bactériologique ; recherche de germes au direct et en culture *1*
– examen cytologique : aspect macroscopique, numération et formule des éléments *1*
– recherche de microcristaux .... *NC*

- Liquide articulaire inflammatoire : *2*
– macroscopiquement citrin ou purulent, fluide .... *NC*
– cytologie avec > 2 000 éléments/mm^3 : *2*
  • à prédominance de polynucléaires neutrophiles > 50 % ou lymphocytaire
– stérile .... *NC*
– pas de microcristaux *1*

---

3. Quelles radiographies réalisez-vous ? À quels résultats vous attendez-vous ? *(20)*

- Radiographies pratiquées (comparatives +++) : .... *NC*
– mains et poignets de face + ¾ (***3 pts*** si complet) *3*
– avant pieds de face + ¾ (***3 pts*** si complet) *3*
– genou gauche face et profil *2*
– épaules de face .... *NC*

- Résultats attendus :
– **normale** : fréquent devant une polyarthrite récente sans éliminer de diagnostic *4*
– **érosions juxta-épiphysaires** ou géodes sous-chondrales : *2*
  • atteinte précoce de la **5e tête métatarsienne** *2*
– **opacité en fuseau** des parties molles péri-articulaires (pannus) *1*
– **pincement global** de l'interligne articulaire *2*
– **déminéralisation en bande** des épiphyses *1*

---

4. Votre prescription comporte initialement des anti-inflammatoires stéroïdiens que la patiente arrête pour un rash cutané et que vous avez substitué par 10 mg de prednisone (Cortancyl®). Vous revoyez votre patiente à 1 mois de ce dernier traitement. Comment évaluez-vous l'efficacité ? Modifiez-vous votre traitement en cas d'inefficacité ? Si oui, détaillez votre nouvelle prescription. Si non, justifiez. *(20)*

- Efficacité :
– clinique : .... *NC*
  • douleur : **EVA** ; **réveils nocturnes ; NAD ou index synovial** = nombre d'articulations douloureuses .... *NC*
  • inflammation articulaire : NAG ou index articulaire ou nombre de synovites = nombre d'articulations gonflées : .... *NC*
    - durée du **dérouillage matinal** *2*
  • signes généraux .... *NC*
  • qualité de vie : questionnaire **HAQ (*Health assessment questionnaire*) (PMZ)** *3*
  • évolution de la maladie par index composite **DAS 28** à 4 variables **(PMZ)** : *3*
    - VS, EVA maladie sur 100, NAD et NAG .... *NC*
– biologique : **VS et CRP** *2*
– **radiographique** (recherche d'érosions, pincements) : *2*
  • radiographies des mains, pieds, articulations symptomatiques tous les ans .... *NC*
  • rachis cervical asymptomatique : tous les 2 ans .... *NC*

■ Modification de traitement :
- **oui** *1*
- introduction d'un **traitement de fond** préventif des poussées par **méthotrexate en 1re intention** *2*
- recherche de **tuberculose** latente devant l'antécédent familial : IDR à la tuberculine 5 unités (Tubertest®), radiographie thoracique de face *2*
- après **bilan préthérapeutique** : test de grossesse, NFS et plaquettes, bilan rénal (créatinine) et hépatique (ASAT ALAT, PAL, γGT, bilirubine, albumine, sérologie hépatite B et C), radiographie thoracique de face et chez un gros fumeur EFR et scanner thoracique .... *NC*
- **une prise orale ou injectable** (sous cutanée) **par semaine** associée à une supplémentation 48 h après par **folates**, dose pour dose *2*
- surveillance de la **tolérance** clinique et biologique : NFS et plaquettes hebdomadaires pendant 3 mois puis tous les mois, créatininémie, ALAT, albuminémie et bilirubinémie tous les mois .... *NC*
- diminution progressive de la corticothérapie selon l'efficacité et arrêt envisageable après test au synacthène (insuffisance surrénalienne transitoire) *1*

---

5. Vous revoyez votre patiente à 1 mois sans signe d'activité de la maladie. Elle souhaite débuter une grossesse. Elle vous demande si ses symptômes vont être modifiés pendant la grossesse et au décours. Que répondez-vous ? Quelle est votre conduite à tenir vis-à-vis des traitements de cette maladie ? ***(20)***

■ Effets de la grossesse :
- améliore généralement les symptômes (y compris après arrêt des traitements de fond) *4*
- après l'accouchement, risque de **poussée évolutive** de la maladie nécessitant une reprise des traitements de fond et l'arrêt de l'allaitement *3*
- grossesse **non influencée par le rhumatisme** *3*

■ Modification des traitements :
- **arrêt des antalgiques palier 2 (PMZ)** *4*
- **arrêt du méthotrexate** au moins 3 mois avant l'arrêt de la contraception puis durant toute la grossesse et l'allaitement **(PMZ)** (*6 pts* si complet) *6*
- traitements de fond autorisés : corticoïdes oraux, hydroxychloroquine, sulfasalazine, azathioprine
- traitements contre-indiqués : léflunomide, anti-TNF et autres traitements ciblés .... *NC*
- antalgiques autorisés : palier 1 : paracétamol .... *NC*

---

6. Durant sa grossesse, la patiente présente des fourmillements dans les 3 premiers doigts de la main droite. Quel diagnostic évoquez-vous ? Quelle(s) étiologie(s) vous paraît(ssent) le(s) plus probable(s) ? Quelle est votre prise en charge thérapeutique ? ***(10)***

■ Syndrome du canal carpien droit *2*

■ Deux causes principales dans ce cadre :
- grossesse *2*
- polyarthrite rhumatoïde *2*

■ Traitement :
- port d'une attelle de repos la nuit *2*
- infiltration cortisonique dans le canal carpien droit *2*

Conseils du conférencier

- *Il s'agit d'un cas classique de polyarthrite récente où il faut bien connaître la conférence de consensus de la HAS.*
- *N'oubliez surtout pas de ponctionner l'épanchement.*
- *L'enjeu est de diagnostiquer tôt pour traiter tôt à l'aide de traitements prévenant les destructions articulaires et donc le handicap.*
- *La chronicité est définie par des symptômes durant plus de 6 semaines, délai raccourci par rapport aux autres pathologies en rhumatologie dont la chronicité est définie à 3 mois.*
- *En première intention : méthotrexate, seul anti-rhumatismal, à parfaitement maîtriser.*
- *Toujours parler du tabac et des facteurs de risque cardio-vasculaires et d'éducation thérapeutique du patient (ETP).*
- *La PR récente est à connaître pour son aspect diagnostique et pour le traitement à initier rapidement.*
- *Le diagnostic reste, dans tous les cas, à confirmer par un spécialiste en rhumatologie ou en médecine interne.*
- *N'oubliez pas de le préciser, montrant le caractère pratique et vécu de votre réponse.*

»» Références

- *Polyarthrite rhumatoïde évolutive grave*, guide ALD n° 22, HAS, 2008.
- *Polyarthrite rhumatoïde - Prise en charge en phase d'état, phase récente*, synthèse des recommandations, HAS, 2009.

»» Items abordés dans ce dossier

N° 20 – Prévention des risques fœtaux : infection, médicaments, toxiques, irradiation.

N° 121 – Polyarthrite rhumatoïde.

N° 279 – Radiculalgie et syndrome canalaire.

N° 307 – Douleur et épanchement articulaire. Arthrite d'évolution récente.

Dossier n° 44 Rhume : goutte au nez ★★★

Énoncé

Mme V., 38 ans, vous consulte pour des douleurs des mains, pieds, genoux et épaules évoluant depuis 3 ans et s'aggravant progressivement. Ces douleurs la réveillent 3 à 5 fois par nuit et elle se plaint d'un dérouillage matinal pendant environ 1 h 30 avec gonflement à la base des doigts. Elle n'a aucun antécédent et votre examen ne retrouve aucune déformation articulaire mais un choc rotulien à gauche. L'examen des téguments est normal.

Questions

1. Ce tableau peut-il correspondre à un rhumatisme psoriasique ? Justifiez. L'imagerie standard peut-elle apporter des arguments en faveur de ce diagnostic ?

2. Quels examens complémentaires demandez-vous ?

Parmi les examens demandés, vous retrouvez un syndrome inflammatoire, des anticorps antipeptides citrullinés positifs alors que les anticorps antinucléaires et le facteur rhumatoïde sont négatifs.

Les radiographies sont les suivantes.

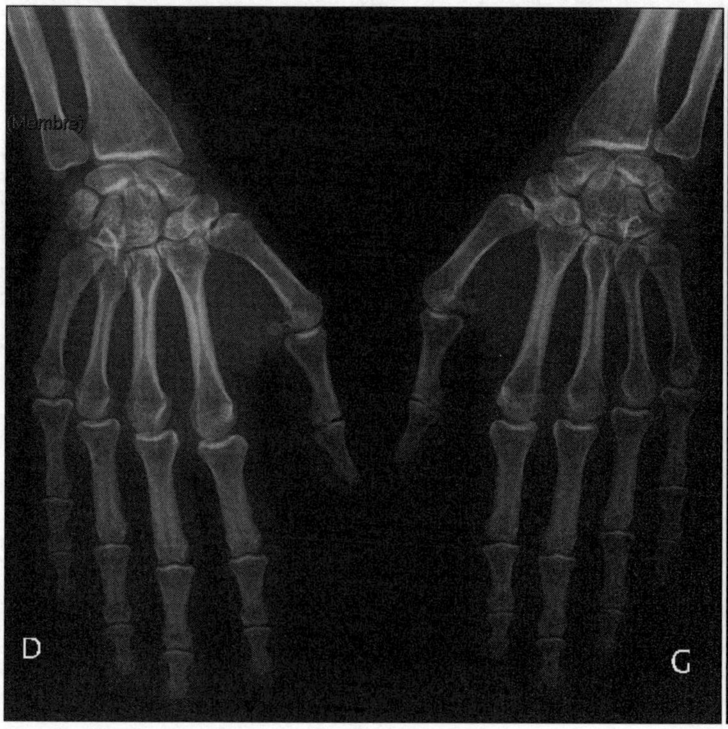

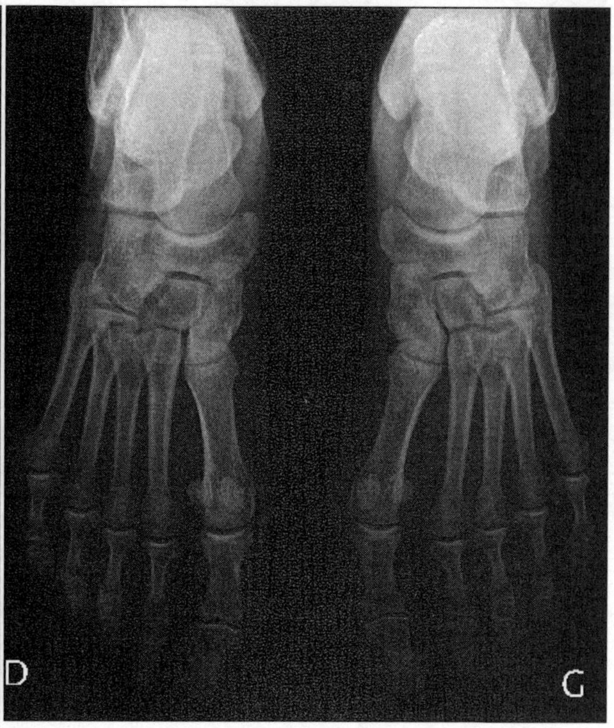

3. Quel est votre diagnostic ? Quels sont les facteurs généraux de gravité pour cette maladie ?

4. Quel(s) traitement(s) débutez-vous ? Selon quelles modalités ?

Vous revoyez la patiente 3 mois après. Elle est très satisfaite de votre traitement en dehors du genou gauche qui reste douloureux et gonflé. Votre examen physique ne retrouve aucune synovite en dehors du genou et les constantes sont normales. Le bilan biologique, demandé 2 jours plus tôt, ne retrouve aucun syndrome inflammatoire.

5. Que pouvez-vous proposer à Mme V. pour son genou ?

Deux ans après, les radiographies systématiques sont réalisées. Tous les paramètres cliniques sont rassurants. Elle n'a qu'une poussée par an et vous retrouvez 3 MCP gonflées sans douleur ni signes inflammatoires locaux.

6. Au vu des radiographies ci-dessous, modifiez-vous son traitement ? Justifiez.

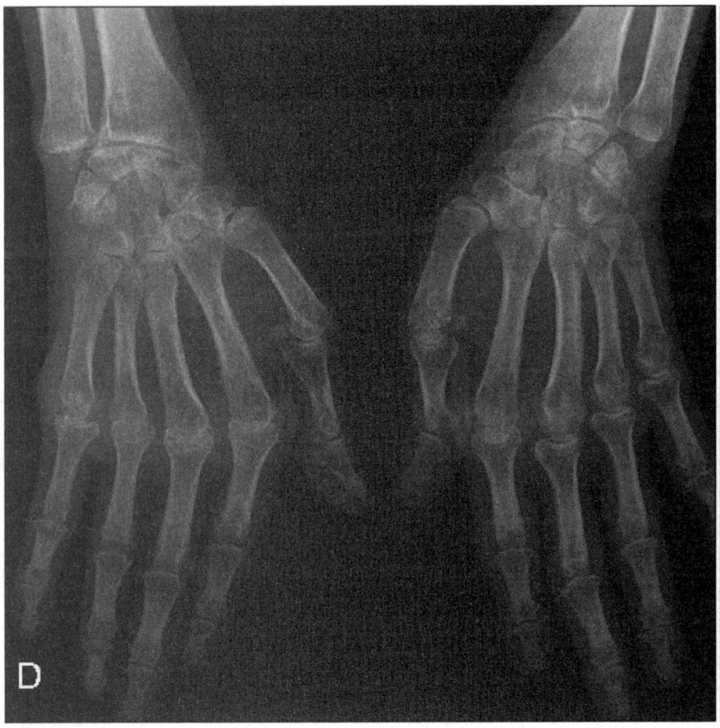

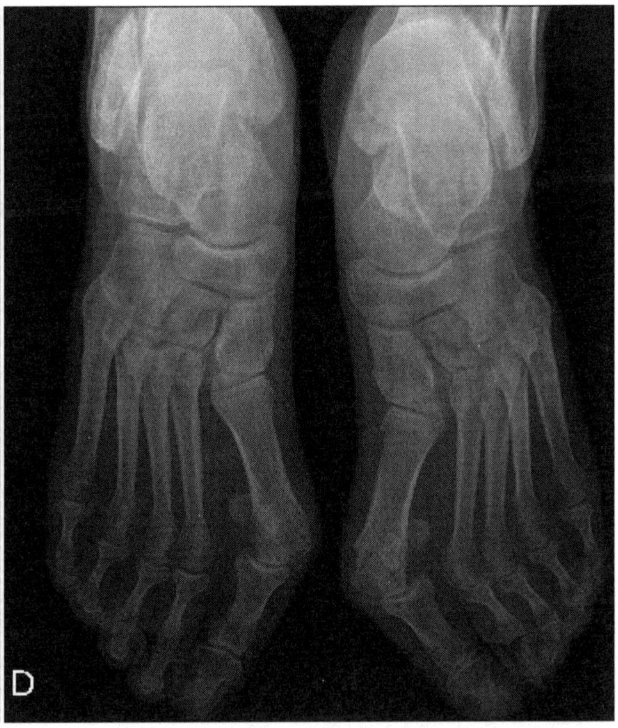

Mme V. est hospitalisée 6 mois plus tard pour une douleur aiguë de hanche gauche avec impotence totale et fièvre à 38,7 °C et frissons. Elle se plaint depuis une semaine de brûlures mictionnelles et vous dit avoir bien pris son méthotrexate et ses 5 mg de prednisone (Cortancyl®).

Le diagnostic d'arthrite septique de hanche est finalement posé après examens complémentaires et l'ECBU revient rapidement positif à BGN.

7. Quel est votre traitement pour les 15 premiers jours ?

Première lecture et réflexes

- Femme en âge de procréer : bêta-HCG, éviter les examens radiologiques irradiant sur l'abdomen et le pelvis.
- Épanchement articulaire ponctionnable : ponction de liquide articulaire et analyse macroscopique, cytologique, bactériologique et recherche de microcristaux.

Réponses

1. Ce tableau peut-il correspondre à un rhumatisme psoriasique ? Justifiez. L'imagerie standard peut-elle apporter des arguments en faveur de ce diagnostic ? *(10)*

■ Oui : *1*
– le psoriasis cutané **peut être absent au moment du diagnostic de rhumatisme psoriasique** *2*
– le rhumatisme psoriasique est une cause fréquente de polyarthrite *2*

■ Oui : *1*
– association d'**érosions et de constructions osseuses juxta-articulaires** (aspect en pinceau) *2*
– condensations osseuses en regard des enthèses (aspect hérissé de l'os) *2*

2. Quels examens complémentaires demandez-vous ? *(20)*

■ À visée diagnostique et préthérapeutique :
– radiographies articulaires : *2*
  - **mains poignets de face et ¾, comparatifs** *1*
  - pieds de profil strict *1*
  - **avant pieds de face et ¾, comparatifs** *1*
  - genoux et épaules face et profil *1*
  - **bassin de face** *2*
  - **rachis de face et profil (après bêta-HCG)** *2*
– radiographie thoracique *1*
– biologie : NFS, VS, CRP, ionogramme sanguin et fonction rénale *1*
– immunologie :
  - **facteur antinucléaire** *1*
  - **facteur rhumatoïde** *1*
  - **anticorps anti-CCP** *1*
– sérologies des hépatites *2*
– CMV, EBV, VIH, parvovirus B19 .... *NC*
– BU *1*
– bilan hépatique *1*
– **bêta-HCG** *1*

3. Quel est votre diagnostic ? Quels sont les facteurs généraux de gravité pour cette maladie ? *(20)*

- **Polyarthrite rhumatoïde** *4*
- – **non érosive** *2*
- Facteurs généraux de gravité :
- – **début aigu polyarticulaire** *2*
- – **atteintes extra-articulaires** *2*
- – **érosions radiologiques précoces** *2*
- – **syndrome inflammatoire important** *2*
- – **FR et anti-CCP positifs précocement** *2*
- – **mauvaise réponse au traitement de fond** *2*
- – **situation sociale défavorisée** *2*

4. Quel(s) traitement (s) débutez-vous ? Selon quelles modalités ? *(10)*

- Méthotrexate : *5*
- – **en dehors de toute infection** évolutive *1*
- – **1 prise orale ou injectable sous cutanée par semaine** *1*
- – supplémentation en **folates** dose pour dose *1*
- – **contraception** systématique et vérification du **test de grossesse** : une contraception fiable doit être instaurée ou maintenue, poursuivie **3 mois après l'arrêt** du traitement chez les femmes *1*
- – après bilan préthérapeutique .... *NC*
- Surveillance biologique rapprochée : *1*
- – NFS, plaquettes : hebdomadaire pendant les 3 premiers mois, puis mensuelle .... *NC*
- – état rénal (créatinine), hépatique (ALAT, albumine, bilirubine) : surveillance mensuelle .... *NC*

5. Que pouvez-vous proposer à Mme V. pour son genou ? *(10)*

- **Ponction de genou** *3*
- – avec analyse du **liquide articulaire** *4*
- **Infiltration de dérivés cortisonés** dans le même temps *3*

6. Au vu des radiographies, modifiez-vous son traitement ? Justifiez. *(10)*

- **Oui** :
- – **progression structurale rapide** *5*
- – indication à un traitement biologique de 2e ligne (anti-TNF alpha, anti-CD20, anti-IL6...) *5*

7. Quel est votre traitement pour les 15 premiers jours ? *(20)*

- **Urgence médicale**, hospitalisation *2*
- Repos, mise en décharge de la hanche et glaçage *2*
- Antalgiques *2*
- **Arrêt du méthotrexate et des anti-TNF (PMZ)** *4*
- **Antibiothérapie probabiliste** double active sur les BGN à bonne diffusion osseuse et par **voie parentale** type C3G + fluoroquinolone *2*
- Kinésithérapie : prévention de la raideur articulaire et des complications de décubitus *2*
- **Prévention de la maladie veineuse thromboembolique** *2*
- Surveillance de l'efficacité (apyrexie, disparition des douleurs, régression du syndrome inflammatoire, négativation de l'ECBU et des hémocultures) et de la tolérance (allergie cutanée, complications de décubitus) *4*

Conseils du conférencier

→ *C'est une discussion entre PR et rhumatisme psoriasique qui est très « à la mode » pour les rhumatismes avec atteinte articulaire périphérique. Traitement identique au début de l'apparition des symptômes.*

→ *Souvenez-vous de la nécessité d'anticipation rapide du bilan pré-thérapeutique afin de débuter tôt un traitement qui pourra prévenir les destructions articulaires.*

→ *Le méthotrexate est le traitement à connaître.*

⟫ Références

- *Polyarthrite rhumatoïde évolutive grave*, guide ALD n° 22, HAS, 2008.
- *Polyarthrite rhumatoïde - Prise en charge en phase d'état, phase récente,* Recommandations en Communiqué de presse : recommandations de bonne pratique suspendues, HAS, 2009 (attente d'actualisation).

⟫ Items abordés dans ce dossier

N° 92 – Infections ostéoarticulaires. Discospondylite.

N° 121 – Polyarthrite rhumatoïde.

Dossier n° 45 Le vase déborde

★★★

Énoncé

Vous êtes généraliste et recevez en consultation une nouvelle fois M. G., 64 ans pour une vive douleur du gros orteil droit. Celle-ci a débuté brutalement en pleine nuit et l'a empêché de se rendormir.

Ce n'est pas la première fois que vous le voyez pour cela. Au premier épisode, il était venu vous voir alors que les choses avaient spontanément bien évolué, un bon mois après le début de la crise. La seconde fois, la même douleur avait débuté 24 heures après avoir heurté de façon minime un coin de porte sur cet orteil. Votre examen ne retrouvait aucune laxité bien que l'orteil était rouge et les radiographies normales. L'évolution avait été plutôt favorable sous AINS.

Cette fois-ci, il n'y a eu aucun traumatisme mais une sensation de gêne sourde dans l'orteil.

Sa fiche de suivi vous rafraîchit la mémoire puisqu'il ne vient pas très souvent vous voir. Vous notez une hypertension artérielle compliquée d'infarctus du myocarde stenté il y a 2 ans et maintenant sous aténolol, furosémide, clopidogrel, simvastatine et ramipril. Il a également eu un épisode de colique néphrétique il y a 3 ans.

Par ailleurs, son surpoids et sa consommation d'alcool n'ont pas disparu. Il pèse en effet 96 kg pour 1,78 m et consomme 3 pintes de bière par jour.

Votre examen retrouve une apyrexie, une tension artérielle à 178/93 mmHg, une inflammation et une mobilisation impossible de la MTP du gros orteil droit. Le reste de l'examen est sans particularité.

Questions

1. Quel est votre diagnostic rhumatologique ?

2. Quel serait l'intérêt de palper la région des tendons d'Achille ?

3. Citez l'examen biologique qui vous aiderait à conforter votre diagnostic. Un résultat normal éliminerait-il votre hypothèse ?

4. Citez l'examen complémentaire pouvant confirmer votre diagnostic.

5. Citez les 4 principales causes du diagnostic évoqué.

6. Quelles sont les 3 molécules utilisables pour le traitement de cet épisode ? Laquelle préférez-vous sachant qu'il n'a aucune allergie ? Justifiez par un argument.

7. Quelles recommandations diététiques donnez-vous à votre patient ?

8. Modifiez-vous son traitement anti-hypertenseur ? Détaillez.

Votre patient vous demande d'être traité par du febuxostat (Adénuric®) qu'un de ses amis prend pour le même problème.

9. Quelle est la classe thérapeutique ? Quel est le principal effet secondaire prévisible dont vous informerez minutieusement votre patient en cas de prescription ? Validez-vous finalement sa prescription (justifiez par un argument) ?

10. Combien de temps doit être poursuivi le traitement de fond de la maladie ? Quand l'initiez-vous ?

Première lecture et réflexes

- Poids et taille : calcul de l'IMC.
- FR cardio-vasculaires : bilan des atteintes, objectifs chiffrés de traitement.
- HTA : stadification de sévérité.
- Terrain cardiovasculaire + arthrite : évoquer rhumatisme psoriasique, goutte.
- Lithiase + arthrite : goutte, hyperparathyroïdie et chondrocalcinose secondaire, MICI avec rhumatisme associé.
- Alcool : calcul de dose en grammes, aide au sevrage, prévention du syndrome de sevrage et des complications carentielles. Bilan des atteintes associées (hépatiques, ORL...)
- Médicaments : arrêt ? Modification ?

Réponses

1. Quel est votre diagnostic rhumatologique ? *(5)*

- Crise de **goutte** ou goutte aiguë *3*
  - de la MTP du gros orteil ou hallux droit ou « **podagre** » *2*

2. Quel serait l'intérêt de palper la région des tendons d'Achille ? *(5)*

- Recherche de **dépôts d'acide urique** .... *NC*
  - sous la forme de **tophus péri-tendineux** *5*

3. Citez l'examen biologique qui vous aiderait à conforter votre diagnostic. Un résultat normal éliminerait-il votre hypothèse ? *(5)*

- **Uricémie** *3*
- Non, **diminution possible pendant les crises** *2*

Remarque *: dosage à renouveler à distance et en suivi.*

4. Citez l'examen complémentaire pouvant confirmer votre diagnostic. *(10)*

- **Ponction de liquide articulaire** *2*
  - de la **MTP** du gros orteil droit *2*
  - avec étude au **microscope optique et en lumière polarisée** *2*
- Recherche de **microcristaux d'acide urique** *2*
- Analyse **cytologique** et **bactériologique** *2*

Remarque *: une « goutte » de liquide suffit.*

5. Citez les 4 principales causes du diagnostic évoqué. *(10)*

- **Idiopathique** *3*
- **Iatrogène** *3*
  - **diurétiques, bétabloquants, IEC, sartans** .... *NC*
- **Insuffisance rénale chronique** *2*
- **Hémopathies malignes** *2*
  - avec forte masse tumorale ou pendant lyse chimio-induite .... *NC*

6. Quelles sont les 3 molécules utilisables pour le traitement de cet épisode ? Laquelle préférez-vous sachant qu'il n'a aucune allergie ? Justifiez par un argument. *(10)*

- 3 molécules :
  - **colchicine** *1*
  - **AINS** *2*
  - **corticoïdes** oraux en cure courte *2*
- Colchicine *2*
  - car **cardiopathie et hypertension artérielle** *3*
  - faisant **éviter les AINS et les corticoïdes** .... *NC*

7. Quelles recommandations diététiques donnez-vous à votre patient ? *(20)*

- **Régime hypocalorique** avec objectifs réalistes de perte et stabilisation pondérale *3*
- Arrêt de la **bière** (PMZ) *4*
- Éviter la consommation d'**alcool** *2*
- **Hydratation** suffisante pour éviter les lithiases urinaires *2*
- **Régime pauvre en purines** : *2*
  - **viandes** *1*
  - **abats** *1*
  - **crustacés** *1*
- Régime pauvre en **sucres rapides** (sodas...) *2*
- Régime **riche en laitages** *2*

8. Modifiez-vous son traitement anti-hypertenseur ? Détaillez. *(20)*

- Oui *1*
- Après **avis spécialisé** (cardiologue pour le risque cardiaque) *3*
- Arrêt ou diminution des **hyperuricémiants** : *5*
  - bétabloquants (aténolol) *1*
  - diurétiques (furosémide) *1*
  - IEC (ramipril) ou Sartans *1*
- Introduction :
  - **inhibiteur calcique** *5*
    - **éventuellement bradycardisant** pour la cardiopathie .... *NC*
  - **losartan** (seul sartan avec effet uricosurique) *3*

9. Quelle est la classe thérapeutique ? Quel est le principal effet secondaire prévisible dont vous informerez minutieusement votre patient en cas de prescription ? Validez-vous finalement sa prescription (justifiez par un argument) ? *(10)*

■ Classe thérapeutique :
– **inhibiteur de xanthine oxydase** *2*
– hypo-uricémiant *1*

■ Effet secondaire prévisible :
– **déclenchement de crises de goutte** *3*

Remarque : *prévenir le patient pour favoriser sa compliance et sous colchicine car très efficace notamment une fois passé les crises de gouttes liées à l'abaissement rapide de l'uricémie.*

■ Non *1*
– car déconseillé en cas de **cardiopathie ischémique** *3*

Remarque : *déconseillé également si* ***insuffisance cardiaque****.*

10. Combien de temps doit être poursuivi le traitement de fond de la maladie ? Quand l'initiez-vous ? *(5)*

■ Traitement **à vie** *2*

Remarque : *à rediscuter selon l'adhésion aux mesures diététiques et l'observance, la régression des tophus…*

■ À initier **à distance** de la crise de goutte (environ un mois) *3*

Remarque : *sous Colchicine, AINS… à petites doses.*

Conseils du conférencier

→ *Dossier classique d'une pathologie surtout d'urgences et de médecine générale, plus rare en chronique.*

→ *Malades souvent peu observant, à haut risque cardio-vasculaire. Terrain commun avec le rhumatisme psoriasis (l'alcool déclenchant les poussées, le psoriasis étant un facteur de risque cardiovasculaire).*

→ *Bien connaître la physiopathologie et comprendre que le traitement hypo-uricémiant permettant la lente dissolution des dépôts d'urate nécessite du temps donc traitement à vie avec objectif d'uricémie inférieur au seuil de solubilité (390 µmol/L).*

→ *Ne pas oublier l'impact de l'alimentation (sodas, sucres, alcool) sur la prévention secondaire des crises de goutte. La mise en route du traitement hypo-uricémiant se fait à distance de la crise, avec traitement préventif des crises de goutte.*

→ *En cas de crise, le malade doit avoir sa colchicine dans la poche pour être efficace au plus vite.*

››› Items abordés dans ce dossier

N° 225 – Arthropathie microcristalline.

N° 307 – Douleur et épanchement articulaire. Arthrite d'évolution récente.

Dossier n° 46 — Mai 68

★★★

Énoncé

Une femme de 68 ans est hospitalisée pour altération de l'état général et confusion. L'anamnèse vous apprend qu'elle a perdu 10 kg depuis 2 mois dont la moitié, depuis 2 semaines, qu'elle met sur le compte d'une perte d'appétit avec douleurs abdominales.

Dans ses antécédents, vous retrouvez une HTA traitée par l'association hydrochlorthiazide et ramipril, 2 épisodes de colique néphrétique et 1 épisode d'arthrite du genou gauche pour lequel la ponction avait retrouvé un liquide inflammatoire et des microcristaux à bouts carrés non biréfringents en microscopie optique.

Elle prend également un traitement hormonal de la ménopause pour des bouffées de chaleur, qui a été instauré, depuis sa ménopause, à l'âge de 50 ans, renouvelé à sa demande par son beau-frère qui est médecin.

Dans le service, les constantes de la patiente sont : TA : 9/6 cmHg, FC : 110 bpm, T° : 37,3 °C.

Les pouls sont mal perçus et vous ne retrouvez qu'une sensibilité abdominale diffuse et un pli cutané présternal.

Il n'y a pas de signes neurologiques de localisation. Le reste de l'examen est sans particularités.

Les examens biologiques pratiqués retrouvent :
- NFS : GB 5,3 G/L, Hb 13 g/dL, plaquettes 275 G/L ;
- ionogramme : Na 138 mmol/L, K 4 mmol/L, calcium 3,25 mmol/L, phosphore 0,7 mmol/L, chlore 118 mmol/L, albumine 23 g/L, urée 10 mmol/L, créatinine 205 µmol/L ;
- uricémie : 550 µmol/L.

Questions

1. Calculez la calcémie corrigée. Quels sont les 2 examens complémentaires que vous réalisez sans délai ? Que recherchez-vous ?

2. Quelle est votre prise en charge thérapeutique immédiate et les principes thérapeutiques pour les 10 prochains jours ?

3. Que pensez-vous de l'analyse du liquide articulaire en microscopie pour l'épisode du genou ? Quel diagnostic évoquez-vous pour cet épisode ? Interprétez l'uricémie actuelle dans ce contexte.

4. L'antécédent de colique néphrétique vous oriente vers une hyperparathyroïdie. Quelles modifications du phosphore et de PTH vous attendez-vous à trouver ? Quelles sont les indications de traitement chirurgical dans cette pathologie ? Discutez la nécessité d'examens complémentaires préopératoires.

5. Vous récupérez enfin la mammographie que vous aviez demandée ainsi que la scintigraphie osseuse reproduites page 198. Décrivez ces examens complémentaires. Quels facteurs de risque de la pathologie causale sont présents dans l'observation ? Quels autres facteurs de risque pouvez-vous rechercher par l'interrogatoire ?

6. Quelle est la place du traitement hormonal de la ménopause dans l'ostéoporose ? Poursuivez-vous ce traitement chez cette patiente ? Pourquoi ?

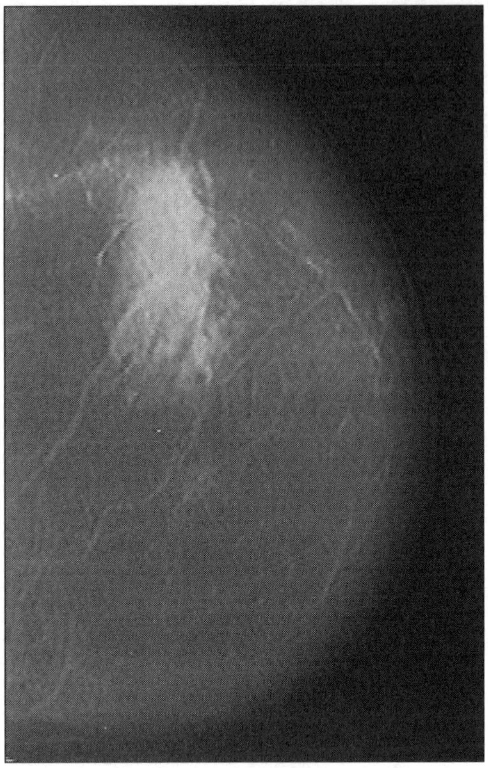

Mammographie

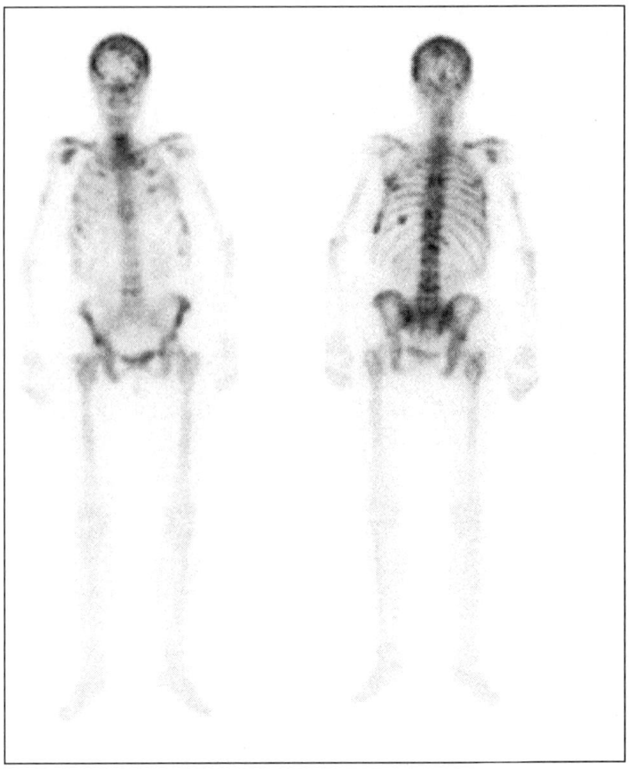

Scintigraphie osseuse

Première lecture et réflexes

- AEG et femme âgée sous traitement hormonal : cancer gynécologique ?
- Traitements : arrêt, notamment diurétiques et anti-hypertenseurs dans le cadre des états de choc.
- État de choc par hypovolémie : remplissage immédiat, appel du réanimateur puis réhydratation IV et transfert en soins intensifs.
- Hypercalcémie : calcul de la calcémie corrigée, ECG en urgence pour recherche de signes de malignité, réhydratation voire épuration extrarénale.
- Insuffisance rénale : échographie rénale à la recherche d'obstacles sur les voies urinaires, recherche de troubles ioniques, ionogramme urinaire, surveillance rapprochée.

Réponses

1. Calculez la calcémie corrigée. Quels sont les 2 examens complémentaires que vous réalisez sans délai ? Que recherchez-vous ? ***(20)***

- Cac (mmol/L) = Ca mesurée + 0,02 (40 – albumine) soit 3,25 + 0,02 (40 – 23) = 3,59 mmol/L : ***4***
  - hypercalcémie sévère ***2***
- **Glycémie** capillaire puis veineuse (PMZ) ***2***
- **ECG**, 12 dérivations **(PMZ)** ***3***
- À rechercher :
  - hypoglycémie .... ***NC***
  - tachycardie sinusale ***2***
  - QT court ***2***
  - onde T aplatie ***2***
  - troubles de conduction : bloc auriculo-ventriculaire ***1***
  - troubles du rythme : extrasystoles ventriculaires, tachycardie ventriculaire voire fibrillation ventriculaire ***2***

Remarques : *– moyen mnemotechnique ECG : « **Ta raquette plate perd son rythme** »*
__Ta__ = Tachycardie, __raquette__ = raccourcissement QT, __plate__ = T plate, __perd__ = allongement espace PR, __rythme__ = trouble du rythme ;
– l'insuffisance rénale nécessite d'obtenir dans les 24 h une échographie rénale.

2. Quelle est votre prise en charge thérapeutique immédiate et les principes thérapeutiques pour les 10 prochains jours ? ***(20)***

- Urgence médicale ***1***
- Hospitalisation en soins intensifs, appels du réanimateur ***2***
- Arrêt des diurétiques et des IEC (ramipril) **(PMZ)** ***3***
- Mise en condition : scope, ECG **(PMZ)**, voies veineuses périphériques .... ***NC***
- **Remplissage** et correction hémodynamique ***2***

- **Traitement hypocalcémiant** : ... *3*
– **réhydratation** : soluté salé isotonique ... *2*
– antirésorptifs : **biphosphonates** injectables ... *2*
  • zolédronate, pamidronate ... *2*
  • après correction de l'insuffisance rénale (fonctionnelle) ... *NC*
– diurèse au furosémide après remplissage (0 si pas de remplissage avant furosémique) ... *NC*
– épuration extra-rénale si nécessaire ... *NC*

- Traitement étiologique ... *3*

- Surveillance ... *NC*

3. Que pensez-vous de l'analyse du liquide articulaire en microscopie pour l'épisode du genou ? Quel diagnostic évoquez-vous pour cet épisode ? Interprétez l'uricémie actuelle dans ce contexte. *(10)*

- Microcristaux quadrangulaires à bouts carrés de taille variable : pyrophosphate de calcium ... *2*

- Arthrite aiguë microcristalline à pyrophosphate de calcium (chondrocalcinose) ... *2*

- Hyperuricémie dans ce cas :
– marqueur de déshydratation ... *2*
– insuffisance rénale fonctionnelle ... *2*
– favorisée par les diurétiques ... *2*
– sans lien avec une goutte dans ce cas ... *NC*

4. L'antécédent de colique néphrétique vous oriente vers une hyperparathyroïdie. Quelles modifications du phosphore et de PTH vous attendez-vous à trouver ? Quelles sont les indications de traitement chirurgical dans cette pathologie ? Discutez la nécessité d'examens complémentaires préopératoires. *(20)*

- Modifications attendues :
– hypophosphorémie ... *2*
– PTH normale (« **anormalement normale** ») ... *2*
– ou **augmentée** ... *2*

- Indications de traitement chirurgical (consensus) :
– âge < 50 ans ... *2*
– calcémie supérieure à la limite supérieure de la normale + 0,25 mM ... *2*
– calciurie > 400 mg/j ... *2*
– clairance créat < 60 mL/min ... *2*
– DMO < – 2,5DS ... *2*

- Examens complémentaires :
– ostéodensitométrie : indispensable à l'évaluation du retentissement et élément de décision chirurgicale ... *2*
– scintigraphie au sestamibi ... *1*
– échographie cervicale : ... *1*
– systématique ou facultative selon les équipes ... *NC*

5. Vous récupérez enfin la mammographie que vous aviez demandée ainsi que la scintigraphie osseuse. Décrivez ces examens complémentaires. Quels facteurs de risque de la pathologie causale sont présents dans l'observation ? Quels autres facteurs de risque pouvez-vous rechercher par l'interrogatoire ? *(20)*

■ Description :

– mammographie : ***2***
  • opacité spiculée à contours irréguliers ***1***
  • rétractile ***1***
  • en faveur d'une néoplasie mammaire (ACR 5) ***1***

– scintigraphie osseuse : ***3***
  • foyers multiples d'hyperfixation ***1***
  • du bassin, rachis, côtes .... ***NC***
  • voute crânienne ***1***
  • évocateurs de localisations secondaires ***1***

■ Observations :

– âge avancé ***1***
– traitement hormonal prolongé ***1***

■ Autres facteurs :

– antécédent personnel ou familial de néoplasie mammaire, mutation BRCA ***2***
– ménarche précoce ***1***
– ménopause tardive ***1***
– alcool ***1***
– obésité ***1***
– exposition aux radiations ionisantes ***1***

6. Quelle est la place du traitement hormonal de la ménopause dans l'ostéoporose ? Poursuivez-vous ce traitement chez cette patiente ? Pourquoi ? *(10)*

■ **Ostéoporose non fracturaire** ***2***
– avec **syndrome climatérique** ***2***
– pour une **durée limitée : 5 ans** ***2***

■ Non : ***1***
– cancer du sein en évolution ***2***
– durée dépassé de traitement ***1***

Conseils du conférencier

→ *Ce dossier est transversal et prend en charge l'hypercalcémie aiguë. Soyez « carré » et évoquez vos traitements du général (traitement hypocalcémiant) au particulier (pamidronate).*

→ *Attention, la calcémie ne se corrige pas en cas d'hyperalbuminémie > 40 g/L au risque de minorer une vraie hypercalcémie.*

→ *L'hypercalcémie aiguë, souvent bruyante et révélatrice de néoplasies avec atteintes osseuses (99 % du calcium est dans l'os) est souvent associée à une déshydratation marquée (le calcium étant diurétique).*

→ *Les mots clefs importants seront donc « remplissage » puis « réhydratation ». Pensez à l'épuration extra-rénale, les autres traitements étant plus lents d'action (notamment étiologiques) et limités par la fonction rénale initiale.*

>>> Références

- Guide ALD30, *Cancer du sein*, HAS, 2010.
- *Comment prévenir les fractures dues à l'ostéoporose ?* Prévention, diagnostic et traitement de l'ostéoporose – Synthèse, HAS, 2007 et 2000.
- *Traitement médicamenteux de l'ostéoporose post-ménopausique* - Recommandations de bonne pratique, AFSSAPS, 2006.
- *Traitement hormonal substitutif de la ménopause (THS)*, AFSSAPS, 2003.

>>> Items abordés dans ce dossier

N° 56 – Ostéoporose.

N° 154 – Tumeurs des os primitives et secondaires.

N° 159 – Tumeurs du sein.

N° 225 – Arthropathie microcristalline.

N° 307 – Douleur et épanchement articulaire. Arthrite d'évolution récente.

N° 319 – Hypercalcémie (avec le traitement).

Dossier n° 47 — Une histoire de rognons ★★★

Énoncé

Mme S., 29 ans, est hospitalisée pour exploration d'une insuffisance rénale. Son médecin traitant vous l'adresse avec le courrier suivant datant d'il y a 15 jours :

« Cher confrère, merci de prendre en charge Mme S., 29 ans, que je suis pour une polyarthrite, sans anti-CCP ni facteur rhumatoïde, non érosive et évoluant depuis 3 ans. Je l'ai traitée initialement par anti-inflammatoires qui ont du être arrêtés devant une éruption du visage et du décolleté. Je lui ai conseillé de signaler cette allergie à tous ses médecins. Actuellement, elle est traitée par 7 mg de Cortancyl© et 10 mg par semaine de méthotrexate. Elle tolère mal ce dernier et présente régulièrement des érosions buccales et une chute de cheveux, persistantes même après tentative d'arrêt. Son problème actuel est la découverte fortuite d'une augmentation de créatininémie à 110 µmol/L alors qu'elle pèse seulement 50 kg. Je vous joins les autres résultats biologiques. Elle est fort heureusement asymptomatique. Merci de ce que vous ferez pour elle. »

Depuis 5 jours, Mme S. se trouve très fatiguée et présente un essoufflement inhabituel.

Vous mettez en évidence à l'auscultation des crépitants des bases sans signes droits. Il n'y a pas d'œdème des membres ou des paupières et la patiente est apyrétique. La tension artérielle est à 160/95 mmHg. La saturation est à 93 %.

Votre examen retrouve en plus des synovites des métacarpophalangiennes, des érosions buccales et une alopécie diffuse. Le reste est sans particularité.

Les examens biologiques d'il y a 15 jours sont les suivants :
- NFS : 4,4 G/L, Hb 11,2 g/dL, plaquettes 210 G/L ;
- VS 84 mm à la 1re heure ;
- bandelette urinaire : hématurie +++, protéinurie ++, leucocyturie 0, nitrites 0, glucose 0.

Votre bilan d'entrée met en évidence :
- NFS : leucocytes 4 G/L dont 3,5 G/L, polynucléaires neutrophiles, Hb 10,8 g/dL, VGM 100 fl, plaquettes 250 G/L, réticulocytes 120 G/L ;
- ionogramme sanguin : sodium 137 mmol/L, potassium 5,7 mmol/L, chlore 97 mmol/L, bicarbonate 18 mmol/L, urée 19 mmol/L, créatinine 335 µmol/L, albuminémie 35 g/L ;
- VS 90 mm à la 1re heure, CRP = 3 mg/L ;
- TP à 100 %, TCA à 48 sec avec ratio à 1,5 ;
- protéinurie des 24 h à 2,2 g.

? Questions

1. Calculez la clairance de la créatinine au moment de la 1re prise de sang.
2. Quel syndrome néphrologique présente cette patiente ? Justifiez.
3. Quelle étiologie suspectez-vous ? Justifiez à l'aide des données de l'énoncé.
4. Quels examens complémentaires réalisez-vous ?
5. Réalisez-vous une biopsie rénale ? Si oui, qu'en attendez-vous ?
6. Que suspectez-vous devant l'allongement du TCA ? Existe-t-il un risque hémorragique en cas d'acte invasif ?
7. Quels traitements spécifiques de l'étiologie évoquée à la question 2 devez-vous débuter ?

Première lecture et réflexes

- Femme en âge de procréer : bêta-HCG, éviter les examens radiologiques irradiant sur l'abdomen et le pelvis.
- Polyarthrite avec signes systémiques : évoquer les connectivites (lupus chez une femme jeune en particulier) et les vascularites.
- Insuffisance rénale : échographie rénale en urgence pour éliminer un obstacle sur les voies urinaires, ionogramme urinaire et protéinurie, étude du sédiment urinaire sur ECBU et recherche de troubles ioniques.
- Protéinurie > 0,5 à 1 g : évoquer une atteinte glomérulaire et classer en syndrome glomérulaire.
- Penser aux mesures de néphroprotection notamment anti-protéinuriques.
- Hyperkaliémie : ECG en urgence pour recherche de signes électriques de gravité. Scope si hyperkaliémie menaçante, appel du réanimateur et transfert en soins intensifs.
- TCA allongé et lupus : recherche d'antiphospholipides. Éliminer un déficit en facteur de coagulation. Rechercher des atteintes cliniques et biologiques (anticorps) du SAPL.
- Bien traduire l'énoncé en langage sémiologique sans recopier.

Réponses

1. Calculez la clairance de la créatinine au moment de la première prise de sang. *(10)*

■ Clairance de la créatinine selon **Cockcroft : (140 – âge) x poids/créatinine** : .... ***NC***
– (140 – 30) x 50/110 = 50 mL/min ***10***

2. Quel syndrome néphrologique présente cette patiente ? Justifiez. *(10)*

■ **Glomérulonéphrite rapidement progressive** : ***5***
– insuffisance rénale récente : .... ***NC***
  • avec hématurie ***2,5***
  • et protéinurie glomérulaire ***2,5***

3. Quelle étiologie suspectez-vous ? Justifiez à l'aide des données de l'énoncé. *(10)*

■ **Lupus érythémateux disséminé** avec atteinte cutané-articulaire, hématologique et rénale sévère (***4 pts*** si complet) : ***4***
– **femme jeune** .... ***NC***
– **polyarthrite non érosive** sans facteur rhumatoïde ni anti-CCP .... ***NC***
– **signes extra-articulaires** : vespertilio, photo-sensibilité, alopécie, érosions muqueuses .... ***NC***
– **leucopénie** ***1***
– **anémie macrocytaire régénérative** : ***2***
  • probablement **hémolytique** .... ***NC***
– **allongement du TCA** compatible avec un syndrome des antiphospholipides (***2 pts*** si complet) ***2***
– **dissociation VS haute** et **CRP basse (normale)** ***1***
– atteinte rénale compatible .... ***NC***

4. Quels examens complémentaires réalisez-vous ? *(20)*

- Retentissement de l'hyperkaliémie : ..... *NC*
  - **ECG (PMZ)** *2*
- Éliminer un **obstacle sur les voies urinaires** (PMZ) : *2*
  - **échographie rénale et vésicale (PMZ)** *2*
- **Évaluation pulmonaire** et cardiaque : ..... *NC*
  - gaz du sang ..... *NC*
  - **radiographie thoracique** de face, **échographie cardiaque transthoracique** *2*
  - immunologie :
    - **anticorps antinucléaires** : *2*
      - de spécificité **anti-DNA natif**, **anti-Sm**, **antinucléosome** pour le lupus ..... *NC*
    - **complémentémie** basse non spécifique ..... *NC*
    - recherche de **SAPL** : *2*
      - **anticorps antiphospholipides** : ..... *NC*
        - › **anticardiolipine** *1*
        - › **anti-b2GPI** *1*
        - › TPHA *1*
        - › VDRL *1*
  - diagnostic différentiel : ANCA, anticorps anticytoplasme des polynucléaires neutrophils, antimembrane basale glomérulaire, cryoglobulinémie, imagerie ORL et thoracique si suspicion de vascularite à ANCA ..... *NC*
  - anémie : **test de Coombs** *1*
- **Prébiopsie rénale** : ..... *NC*
  - échographie rénale : reins fonctionnels ..... *NC*
  - ECBU : recherche d'infection *1*
  - hémostase et prétransfusionnel *2*
  - TP, TCA, PFA 100 ou temps d'occlusion, groupe A, B, O, 2 déterminations, rhésus, RAI ..... *NC*
- Étiologique : infectieux, sérologies des hépatites B et C ..... *NC*

5. Réalisez-vous une biopsie rénale ? Si oui, qu'en attendez-vous ? *(20)*

- Oui : *2*
  - après contrôle tensionnel **(PMZ)** *4*
  - et bilan prébiopsie ..... *NC*
- Histologie orientant vers une **glomérulonéphrite lupique** : ..... *NC*
  - glomérulonéphrite nécrosante avec croissants extracapillaires *2*
  - **dépôts de compléments et immunoglobulines en immunofluorescence** *4*
  - prolifération diffuse endocapillaire et extracapillaire *3*
  - néphropathie lupique **stade 4** *5*
  - éventuellement fibrose (intérêt pronostique) ..... *NC*

6. Que suspectez vous devant l'allongement du TCA ? Existe-t-il un risque hémorragique en cas d'acte invasif ? *(10)*

- Syndrome des antiphospholipides **secondaire** au lupus *5*
- Non, **risque thrombotique** *5*

7. Quels traitements spécifiques de l'étiologie évoquée à la question 2 devez-vous débuter ? *(20)*

- Traitements :
  - arrêt du méthotrexate *2*
  - **corticothérapie parentérale à forte dose** : *5*
    - en bolus de 1000 mg 3 jours de suite répété avec le cyclophosphamide tous les mois (6 à 9 cures) .... *NC*
  - avec au décours corticothérapie orale forte dose 1 mg/kg puis décroissance progressive à partir de l'amélioration clinique et biologique .... *NC*
  - **immunosuppresseur** intraveineux en bolus mensuel : *1*
    - par cyclophosphamide : .... *NC*
      - prévention de la cystite hémorragique par uromitexan, des nausées par sétrons .... *NC*
      - relais par un immunosuppresseur oral à évaluer dans un second temps .... *NC*
  - traitement néphroprotecteur : IEC et autres mesures *2*
  - blocage ovulatoire et/ou prélèvement d'ovocytes *2*
  - **antipaludéens de synthèse** à débuter à distance (Plaquenil®) *2*
  - **prévention et traitement des facteurs déclenchants** : *1*
    - **photoprotection** solaire (écran total) *2*
    - éviction des **médicaments inducteurs** *1*
    - **pas de grossesse** tant que la maladie n'est pas contrôlée *2*
- Surveillance : rénale +++ : poids, TA, BU (protéinurie), protéinurie, créatinine et efficacité/tolérance .... *NC*

Conseils du conférencier

➜ *Il faut tout connaître dans le lupus : maladie rare mais très appréciée des internistes, dermatologues et rhumatologues pour son abord transdisciplinaire et large.*

➜ *Les glomérulonéphrites lupiques à bien connaître sont les stades 3, 4 et 5 pour leur gravité et les indications de traitement.*

➜ *Moyen mnémotechnique de la classification des 5 premiers stades de glomérulonéphrite GN lupique en histologie :*
« Non mais c'est professionnellement faux, discutable et exclu » :
Non *: stade 1 glomérules normaux.*
Mais *: stade 2 GN mésangiale.*
Professionnellement faux, discutable *: stade 3 GN proliférative focale et stade 4 GN proliférative diffuse.*
Exclu *: stade 5, GN extramembraneuse.*

➜ *N'oubliez pas le stade 6 de fibrose.*

››› Référence

Lupus érythémateux systémique, ALD n° 21, HAS, 2010.

››› Items abordés dans ce dossier

N° 116 – Pathologies auto-immunes : aspects épidémiologiques, diagnostiques et principes de traitement.

N° 117 – Lupus érythémateux disséminé. Syndrome des antiphospholipides.

N° 219 – Troubles de l'équilibre acido-basique et désordres hydro-électrolytique.

N° 252 – Insuffisance rénale aiguë. Anurie.

Dossier n° 48

Face de crêpe

★★★

Énoncé

Mme D., 47 ans, vient vous voir pour des douleurs de l'aine droite. Celles-ci ont débuté il y a 6 mois et se sont progressivement aggravées. Elle est notamment gênée lors de la marche et ne peut parcourir que 300 m, ce qui l'empêche de rendre visite à ses amies. Elle est souvent obligée de demander à son mari de l'aider à faire ses courses et parfois même pour la toilette et l'habillage. Elle prend parfois du diclofénac (Voltarène®) pour faire passer ses douleurs. Elle ne prend pas d'autres médicaments.

Malgré l'absence d'antécédent, elle s'inquiète car sa meilleure amie, qui regarde tous les jours le Journal de la santé, lui dit que « ça peut être l'hémochromatose, tu es bretonne ».

Elle a réalisé quelques analyses biologiques qu'elle vous rapporte :
- NFS : leucocytes = 8,4 G/L, Hb = 12,6 g/dL, VGM = 88 fl, plaquettes = 300 G/L, VS = 8 mm, CRP = 1,2 mg/L ;
- ionogramme : Na = 140 mmol/L, K = 4,2 mmol/L, chlore = 97 mmol/L, urée = 6 mmol/L, créatininémie = 70 µmol/L ;
- glycémie à jeun = 5,5 mmol/L ;
- ASAT = 150 UI, ALAT = 130 UI/L, γGT = 45 UI/L, PAL = 80 UI/L, bilirubine totale = 5 µmol/L, ferritine = 250 µg/L, CST = 20 %.

Votre examen retrouve une marche avec boiterie d'esquive. Les mobilités de hanche droite sont : 110° de flexion, 0° d'extension, 15° d'abduction, adduction 10°, rotation externe 25° et rotation interne 25°.
La flexion croisée est très douloureuse et il existe un salut coxal.
Le périmètre de cuisse droite est à 47 cm à droite pour 55 cm à gauche.
L'examen neurologique et vasculaire est sans particularité.
Mme D. mesure 1 m 65 pour 77 kg.

Elle vous apporte également les radiographies suivantes.

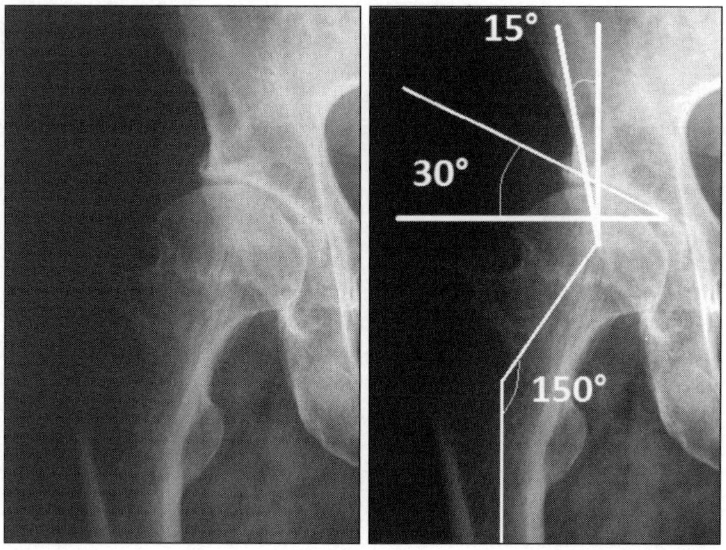

? Questions

1. Interprétez la radiographie et la coxométrie. Quel est votre diagnostic ?

2. Quels sont les déficiences, incapacités et handicaps dans cet énoncé ? Proposez une échelle spécifique d'évaluation des déficiences et incapacités ainsi qu'une échelle générique d'évaluation des incapacités.

3. Interprétez le bilan hépatique. Quelle est la cause la plus probable de ces anomalies ? Discutez les arguments en faveur et défaveur d'une hémochromatose pour expliquer la pathologie présentée par Mme D.

4. Quel traitement proposez-vous à Mme D. Détaillez votre surveillance.

Vous revoyez votre patiente 1 an plus tard et la situation ne s'est pas arrangée. Elle ne marche quasiment plus et reste cantonnée chez elle de façon permanente. Vos traitements n'ont pas apporté d'effet favorable.

5. Que proposez-vous à Mme D. ?

Votre traitement a été un succès et Mme D. vous dit marcher normalement jusqu'à cette glissade malencontreuse. Vous êtes devenu son médecin préféré et elle profite de sa visite de contrôle pour vous demander de refaire l'ordonnance de kinésithérapie qu'elle a perdue. Elle a, en effet, consulté aux urgences pour une entorse bénigne de cheville gauche, il y a 6 jours.

6. Quels sont les objectifs de la kinésithérapie ?

Première lecture et réflexes

- Douleur inguinale : éliminer une cause rachidienne, une claudication vasculaire. Chiffrer le périmètre de marche.
- Bien traduire l'énoncé en langage sémiologique et syndromes sans le recopier.
- Douleur inguinale mécanique : coxarthrose. Éliminer une cause secondaire si sévère, bilatérale, sujet jeune ou d'âge moyen.
- Poids et taille = calcul de l'IMC.

Réponses

1. Interprétez les radiographies et la coxométrie. Quel est votre diagnostic ? *(20)*

■ Radiographie de hanche droite de face *2*
– **signes d'arthrose « POGO »** .... *NC*
  • **pincement** localisé de l'interligne supéro-externe et interne *1*
  • **ostéophytose** (visible sur le cotyle droit) *1*
  • **géodes** sous chondrales en regard du pincement *1*
  • **ostéocondensation** sous-chondrale en regard du pincement *1*
– **coxarthrose supéro-interne et externe droite** *2*

■ Coxométrie :
– **angle de couverture externe VCE à 15°** *1*
  • VCE **< 25° : insuffisance de couverture externe** *2*
– **angle d'obliquité du cotyle HTE à 30°** *2*
  • **HTE > 10° : trop grande obliquité du cotyle** .... *NC*
– **angle cervico-diaphysaire à 150°** *1*
  • CC'D **> 135° : coxa valga** *2*
– **insuffisance cotyloïdienne droite** *2*

■ Au total, coxarthrose droite sur **dysplasie subluxante** (*2 pts* si complet) *2*

---

2. Quels sont les déficiences, incapacités et handicaps dans cet énoncé ? Proposez une échelle spécifique d'évaluation des déficiences et incapacités ainsi qu'une échelle générique d'évaluation des incapacités. *(20)*

■ Déficiences :
– douleur de hanche droite *1*
– boiterie *1*
– raideur, limitation d'amplitudes articulaires *1*
– amyotrophie quadricipitale droite *2*
– surpoids .... *NC*

■ Incapacités :
– marche ou locomotion, périmètre de marche .... *NC*
– tâches domestiques .... *NC*
– hygiène corporelle ou soins corporels *1*

■ Handicaps :
– **indépendance physique et économique** : **courses** *1*
– **mobilité** .... *NC*
– **occupations** .... *NC*
– **intégration sociale** : visites d'amis *1*

- Échelle spécifique de déficience : **EVA douleur** ..... *NC*
- Échelle spécifique d'incapacité : *6*
- IAF : **indice algo-fonctionnel de Lequesne pour la hanche** ..... *NC*
- Échelle générique d'incapacité : *6*
- MIF : **mesure d'indépendance fonctionnelle** ..... *NC*

Remarque : *mobilités normales :*
flexion 140°, extension 15°, abduction 45°, adduction 30°, rotation externe 45°, rotation interne 35°.

---

3. Interprétez le bilan hépatique. Quelle est la cause la plus probable de ces anomalies ? Discutez les arguments en faveur et défaveur d'une hémochromatose pour expliquer la pathologie présentée par Mme D. *(15)*

- Bilan hépatique :
  - cytolyse *2*
  - avec ASAT et ALAT à 2,5N *2*
  - sans cholestase ..... *NC*
  - γGT à la limite supérieure ..... *NC*
- Anomalies en faveur d'une toxicité hépatique des AINS (délai et argument de fréquence) *5*
- Arguments en faveur :
  - origine bretonne *1*
  - arthralgies mécaniques *1*
  - âge moyen ..... *NC*
- Arguments en défaveur :
  - diagnostic différentiel très probable ..... *NC*
  - dysplasie également plus fréquente en Bretagne *1*
  - coefficient de saturation de la transferrine normal *2*
  - absence d'atteinte hépatique évocatrice ..... *NC*
  - absence de diabète associé *1*

---

4. Quel traitement proposez-vous à Mme D. Détaillez votre surveillance. *(20)*

- **Traitement médical** initialement *1*
- Ambulatoire ..... *NC*
- Règles hygiéno-diététiques : *2*
  - **stabilisation du poids** et si possible perte de poids (ne pas être trop exigeant, effet rebond) *2*
  - activité physique régulière si l'antalgie est obtenue ..... *NC*
- Éventuellement aide technique (canne du côté opposé) ..... *NC*
- **Antalgiques** : ..... *NC*
  - paliers 1 OMS : paracétamol 1000 mg 3 à 4 prises espacées par jour *2*
  - paliers 2 si besoin ..... *NC*
  - AINS uniquement en courte durée 5 à 10 jours si poussée inflammatoire *1*
- À discuter :
  - **anti-arthrosiques symptomatiques d'action lente AASAL** ..... *NC*
  - **traitements infiltratifs** : dérivés cortisonés, acide hyaluronique ..... *NC*
- **Kinésithérapie** : *3*
  - maintien des amplitudes articulaires *1*
  - rééducation de la marche *1*
  - renforcement des quadriceps *2*

- Surveillance :
– efficacité : .... *NC*
  • EVA douleur *1*
  • consommation d'antalgiques .... *NC*
  • périmètre de marche *1*
  • indice algo-fonctionnel de Lequesne pour la hanche *1*
  • amplitudes articulaires des hanches *2*
– trophicité musculaire .... *NC*

- **Radiographies** du bassin et faux profil de Lequesne bilatéral à 6 mois .... *NC*
– tolérance des traitements .... *NC*

---

5. Que proposez-vous à Mme D ? Quelles sont les complications à court terme ? *(15)*

- **Prothèse totale ou arthroplastie totale** *2*
– de hanche droite *2*

- Complications à court terme :
– **luxation** postopératoire *2*
– complications anesthésiques *1*
– hématome du site opératoire *1*
– infection du site opératoire *2*
– infection nosocomiale *1*
– complications de décubitus *1*
  • maladie thromboembolique **(PMZ)** *3*

Remarque : *complications tardives : raideur, ankylose par insuffisance de rééducation, usure de la prothèse, fracture fémorale sous prothétique, descellement (suspecter l'infection ++), luxations répétées : prévention en évitant les positions luxantes, infection chronique, calcifications péri-prothétiques.*

---

6. Quels sont les objectifs de la kinésithérapie ? *(10)*

- Dès la fin de période d'immobilisation *2*
- Lutte contre la douleur *1*
- Lutte contre l'œdème résiduel *2*
- Restauration de la mobilité par massages et mobilisation des articulations du pied *1*
- Renforcement analytique des muscles péroniers *2*
- Amélioration de la stabilité de la cheville basée sur des exercices de renforcement musculaire en charge (reprogrammation neuromusculaire) : exercices proprioceptifs *2*

Conseils du conférencier

- *Sujet classique, fréquent, à bien connaître et avoir fait au moins une fois.*
- *Bien connaître les indices permettant de suivre l'arthrose.*
- *Sujet très tombable.*
- *Les déficiences et incapacités sont simples à retrouver à partir de l'énoncé. Cependant, les handicaps nécessitent de connaître leur liste : indépendance physique, indépendance économique, occupations, mobilité, intégration sociale, orientation.*

››› Items abordés dans ce dossier

N° 57 – Arthrose.

N° 306 – Douleur des membres et des extrémités.

Dossier n° 49 Charybde et Scylla ★★★

Énoncé

Mme J., 29 ans, vous consulte pour des arthralgies évoluant depuis 4 mois. Elle vous dit avoir mal partout : mains, poignets, épaules, chevilles, genoux. Elle ne dort que 3 h par nuit et ses mains sont souvent très gonflées. Elle a même de la fièvre, jusqu'à 38,5 °C et ne mange plus beaucoup.

Vous apprenez, par ailleurs, qu'elle est originaire de Guadeloupe, fume un demi-paquet de cigarettes par jour. Elle s'est arrêtée 1 fois pour sa grossesse puis a recommencé 3 mois après, malgré les conseils de son gynécologue qui l'avait mise sous contraception œstroprogestative. Elle a, depuis l'âge de 18 ans, un phénomène de Raynaud lorsqu'elle rince sa vaisselle et des taches dépigmentées, comme sa mère et sa petite sœur.

Votre examen physique retrouve de multiples synovites principalement aux mains et au genou gauche. La tension artérielle est à 135/80 mmHg avec une fréquence cardiaque à 70 bpm. Elle pèse 65 kg (- 3 kg en 3 mois) pour 169 cm. Vous retrouvez les macules dépigmentées diffuses sans autre anomalie.

Elle vous rapporte des prises de sang datant de 3 mois :
- numération : GB 2,9 G/L ; Hb 10,7 g/dL ; plaquettes 110 G/L ;
- VS 68 mm à la 1re heure, CRP 2 mg/L ;
- TCA 47 sec, ratio 1,55, TP 99 % ;
- ionogramme, urée, créatinine : normaux ;
- bandelette urinaire : normale.

Des radiographies sont jointes.

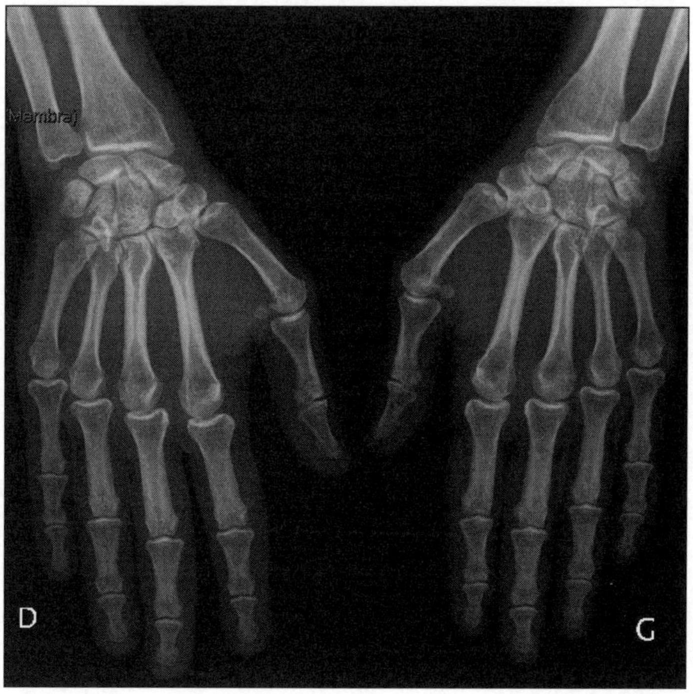

? Questions

1. Interprétez les radiographies fournies.

2. Quels diagnostics évoquez-vous devant ce tableau ? Quelle étiologie vous paraît la plus probable ?

3. Quels examens complémentaires réalisez-vous ?

4. Quel diagnostic évoquez-vous devant l'atteinte cutanée (dépigmentation) ? A-t-il un lien avec la pathologie évoquée à la question 2 ? Citez les atteintes dermatologiques de cette pathologie.

Une corticothérapie est débutée à 15 mg par jour. La patiente se plaint, dans les jours suivants, de fièvre, diarrhées profuses ainsi que de dyspnée à l'effort. La diarrhée est faite d'une dizaine de selles par jour, liquides, avec douleurs abdominales et vomissements. On retrouve une altération de l'état général avec perte de 15 kg, des œdèmes des lombes et membres inférieurs et une ascite.

5. Quel diagnostic suspectez-vous ? Comment le confirmez-vous ? Existait-il un moyen de prévention ? Lequel ?

Votre prise en charge thérapeutique a été un succès. Mme J. est ensuite perdue de vue. Vous la recroisez 8 mois plus tard aux urgences pour une douleur de l'aine gauche brutale et spontanée à la marche. Les mobilités sont conservées mais l'appui est très difficile.

6. Quel diagnostic suspectez-vous ? Quels en sont les facteurs de risque ? Que retrouverait une IRM si elle était réalisée dans les jours qui viennent ?

Deux ans plus tard, Mme J. vous appelle affolée. Elle a ressenti ce matin une importante difficulté pour uriner et marcher. Elle avait depuis 3 jours une douleur intercostale fulgurante jusqu'au mamelon gauche. Elle vous lit la lettre de SOS médecin qui l'a examinée en urgence… « Merci d'hospitaliser en urgence Mme J. qui présente depuis ce matin un déficit sensitivomoteur des membres inférieurs et un globe vésical. Mon examen retrouve un réflexe cutanéoplantaire en extension bilatérale, une hypoesthésie à tous les modes remontant jusqu'au nombril. Il n'y a pas de syndrome rachidien. »

7. Quel syndrome présente votre patiente ? Justifiez. Quel en est le mécanisme le plus probable ?

Première lecture et réflexes

- Femme en âge de procréer : bêta-HCG, éviter les examens radiologiques irradiant sur l'abdomen et le pelvis.
- Arthralgies synchrones symétriques inflammatoires : polyarthrite.
- Évolution > 3 mois (> 6 semaines pour la polyarthrite rhumatoïde) : chronique.
- Polyarthrite + syndrome de Raynaud : connectivite (lupus, sclérodermie systémique...), polyarthrite rhumatoïde.
- Origine antillaise : lupus ? (sarcoïdose ?), décontamination parasitaire avant corticoïdes, immunosuppresseurs...
- Agrégation familiale de maladies auto-immunes : connectivite ? PR ?
- Dissociation VS CRP : évoquer le lupus. Contre-indication aux œstrogènes.
- TCA allongé et lupus : recherche d'anticoagulant circulant.
- Poids et taille : calcul de l'IMC.
- Tabac : aide au sevrage, conseil minimal, substitution nicotinique.
- Choc rotulien : ponction de liquide articulaire du genou avec analyse macroscopique, cytologie, bactériologie et recherche de microcristaux.

Réponses

1. Interprétez les radiographies fournies. *(5)*

- Radiographies des mains et poignets de face et 3/4 .... *2*
- Radiographies normales *3*

2. Quels diagnostics évoquez-vous devant ce tableau ? Quelle étiologie vous paraît la plus probable ? *(20)*

- Diagnostics possibles :
  - **connectivite** : *2*
    - **lupus** *2*
    - syndrome de **Gougerot-Sjögren** *2*
    - sclérodermie systémique .... *NC*
    - polymyosite, Sharp... .... *NC*
  - **rhumatisme inflammatoire** : *2*
    - **polyarthrite rhumatoïde** *2*
    - **spondylarthropathie périphérique** *2*
    - dont **rhumatisme psoriasique** *2*
  - **infection** : .... *NC*
    - virus : parvovirus B19, hépatites, VIH, EBV... .... *NC*
    - septique, réactionnel .... *NC*
    - vascularite *1*
    - rhumatisme microcristallin : polyarthrite microcristalline .... *NC*
- Étiologie la plus probable : LEAD (lupus érythémateux aigu disséminé) avec SAPL probable *3*

■ Justification :
– **terrain** : femme jeune en âge de procréer, **manifestations familiales d'auto-immunité** (vitiligo), **origine antillaise** .... *NC*
– atteinte cutanée : .... *NC*
  • **vespertilio** : *1*
  - **syndrome de Raynaud** .... *NC*
– polyarthrite avec fièvre et signes extra-articulaires .... *NC*
– AEG, fièvre, perte de poids, anorexie .... *NC*
– biologie : pancytopénie, syndrome inflammatoire .... *NC*
– allongement du TCA en faveur d'un anticoagulant circulant *1*
– radiographies : pas d'érosion .... *NC*

3. Quels examens complémentaires réalisez-vous ? ***(15)***

■ Ponction du genou gauche avec examen cytologique, bactériologique et recherche de microcristaux **(PMZ)** *5*

■ Bilan infectieux et général : .... *NC*
– NFS, VS et CRP .... *NC*
– ionogramme sanguin, urée, créatinine, bilan hépatique, TP, TCA .... *NC*
– hémocultures .... *NC*
– ECBU .... *NC*
– sérologies virales : VIH, VHB, VHC, parvovirus B19, EBV .... *NC*
– radiographie thoracique de face *2*

■ Hémostase : .... *NC*
– TP .... *NC*
– TCA et recherche de correction par plasma témoin : *2*
  • indice de Rosner .... *NC*
– anticorps **anti-β2GPI, anticardiolipine** .... *NC*
– **TPHA et VDRL** .... *NC*

■ Bilan immunologique : .... *NC*
– **facteurs antinucléaires** *2*
– avec en faveur du lupus, positivité et spécificité **anti-DNA natif** ou **anti-Sm** ou **antinucléosome** .... *NC*
– complémentémie totale **CH 50** et fraction **C3** et **C4** .... *NC*
– facteur rhumatoïde, AC anti-CCP (***2 pts*** si complet) *2*
– électrophorèse des protides sériques .... *NC*

■ ECG *2*

4. Quel diagnostic évoquez-vous devant l'atteinte cutanée (dépigmentation) ? A-t-il un lien avec la pathologie évoquée à la question 2 ? Citez les atteintes dermatologiques de cette pathologie. ***(10)***

■ **Vitiligo** *3*

■ Lien indirect dans le cadre de maladies auto-immunes associées au lupus *2*

■ Signes dermatologiques :
– éruption malaire : vitiligo .... *NC*
– photosensibilité *1*
– lupus discoïde *1*
– alopécie diffuse ou localisée *1*
– ulcérations muqueuses *1*
– syndrome de Raynaud *1*
– signes de vascularite : livedo, pétéchies, nodules, macules, papules, purpura .... *NC*

5. Quel diagnostic suspectez-vous ? Comment le confirmez-vous ? Existait-il un moyen de prévention ? Lequel ? *(20)*

■ **Anguillulose maligne** à strongyloides stercoralis (helminthiase) *5*

■ Mise en évidence des larves d'anguillule par : .... *NC*
– examen parasitologique des selles *5*
– éventuellement fibroscopie bronchique et lavage .... *NC*

■ Oui **(PMZ)** : *2*
– traitement préventif avant corticothérapie *4*
– décontamination parasitaire digestive par **ivermectine** en prise unique *4*

6. Quel diagnostic suspectez-vous ? Quels en sont les facteurs de risque ? Que retrouverait une IRM si elle était réalisée dans les jours qui viennent ? *(15)*

■ **Ostéonécrose aseptique** de tête fémorale : *1*
– gauche *4*

■ Facteurs favorisants :
– dans le cas clinique :
  • corticothérapie *1*
  • lupus-SAPL *1*
– autres : alcool chronique, diabète .... *NC*
– grossesse *2*
– dyslipidémie, drépanocytose, traumatisme, radiothérapie .... *NC*

■ IRM :
– **séquestre osseux** délimité précocement par : .... *NC*
  • un liseré en hyposignal T1 et T2 allant d'une corticale à l'autre *3*
– fragment nécrosé initialement en hypersignal puis hyposignal T1 (nécrose) : *3*
  • variable en T2 .... *NC*

7. Quel syndrome présente votre patiente ? Justifiez. Quel en est le mécanisme le plus probable ? *(15)*

■ **Syndrome médullaire** : *3*
– **syndrome lésionnel** : *2*
  • névralgie intercostale de niveau T4 (mamelon) *2*
– **syndrome sous lésionnel** : *1*
  • de niveau T10 : *2*
    - déficit sensitif avec hypoesthésie remontant jusqu'en T10 (nombril) .... *NC*
    - syndrome pyramidal avec signe de Babinski bilatéral .... *NC*
    - troubles vésicaux avec rétention urinaire .... *NC*
– sans syndrome rachidien .... *NC*

■ Mécanisme :
– **myélite transverse inflammatoire** *2*
– de niveau T4 .... *1*
– dans le cadre d'un probable syndrome des antiphospholipides, secondaire au lupus *2*

Conseils du conférencier

- *Le syndrome médullaire est un grand classique parfois mis à la mode « lupus ».*
- *Souvenez-vous que le niveau sous-lésionnel n'est pas toujours le même que le niveau lésionnel, même avec une seule lésion anatomique. En effet, les fibres longues sont touchées progressivement en remontant alors que le syndrome neurogène périphérique donne le niveau anatomique de la lésion.*
- *De nouveau, tout connaître dans le lupus.*
- *Antipaludéens de synthèse systématiques.*

»» Référence

Lupus érythémateux systémique, guide ALD n° 21, HAS, 2010.

»» Items abordés dans ce dossier

N° 116 – Pathologies auto-immunes : aspects épidémiologiques, diagnostiques et principes de traitement.
N° 117 – Lupus érythémateux disséminé. Syndrome des antiphospholipides.
N° 174 – Prescription et surveillance des anti-inflammatoires stéroïdiens et non stéroïdiens.
N° 192 – Déficit neurologique récent.
N° 231 – Compression médullaire non traumatique et syndrome de la queue de cheval.
N° 306 – Douleur des membres et des extrémités.

Dossier n° 50 — Underground ★★★

Énoncé

M. M., 23 ans, est transféré des urgences en rhumatologie pour exploration d'une douleur vive des hanches et du bassin.

Ce jeune homme vous paraît avoir 10 ans de moins, il mesure 160 cm et pèse 48 kg. Vous retrouvez un teint pâle et vous apprenez qu'il arrive de Roumanie et qu'il vit en abris en banlieue parisienne depuis 3 ans avec l'aide médicale d'État. Il n'a vu qu'une fois un médecin et ne prend aucun médicament. Il vous raconte avec l'aide d'un interprète qu'il a, depuis l'âge de 10 ans, des épisodes de douleurs abdominales intenses avec diarrhée et parfois fièvre pendant plusieurs jours puis cela cède spontanément. Ces douleurs sont réapparues il y a 10 jours et il a encore perdu du poids. Il se plaint également depuis plusieurs années de rachialgies basses qui le réveillent vers 3 h du matin et qui ont tendance à diminuer.

Il a eu également, il y a un an, une violente douleur de l'épaule gauche et du talon droit. Il avait été examiné par un médecin qui n'avait noté aucune douleur provoquée aux manœuvres tendineuses ni limitation de mobilités. Une IRM de l'épaule était normale. La douleur tendineuse avait conduit au diagnostic de tendinite d'Achille confirmée à l'échographie avec présence d'une bursite. Il avait été traité très efficacement par anti-inflammatoires qu'il a arrêtés 3 jours après pour une reprise de ses diarrhées. Depuis une semaine, il présente une violente douleur fessière gauche sans irradiation. Ces douleurs le réveillent également et il a beaucoup de mal à se lever le matin et à prendre appui sur son membre inférieur gauche.

Votre examen physique retrouve un malade apyrétique.

L'abdomen est sensible surtout en fosse iliaque droite sans réaction pariétale. Les aires splénoganglionnaires sont libres et il n'y a pas d'hépatomégalie. Les conjonctives sont décolorées et vous notez une perlèche. Vous ne retrouvez pas d'autre anomalie cutanée.

L'examen locomoteur retrouve une douleur provoquée en regard du tendon d'Achille droit ainsi que sous le calcanéum. Il n'y a pas de synovite ni de limitation articulaire périphérique.

La métrologie du rachis met en évidence une distance menton sternum à 5 cm en flexion, des rotations cervicales à 40°, une ampliation thoracique à + 2 cm, un indice de Shöber nul et une distance main-sol à 55 cm.

Les épineuses sont douloureuses dans leur ensemble. Il n'y a pas de signe de Lasègue ni de Léri.

Vous retrouvez également une tuméfaction douloureuse en regard du manubrium sternal.

L'examen neurologique est normal. Le reste est sans particularité.

Questions

1. Comment expliquez-vous la douleur de l'épaule survenue il y a un an ?

2. Commentez la métrologie au rachis.

3. Quelles manœuvres d'examen physique, manquantes dans l'énoncé, pourraient expliquer la douleur fessière gauche ?

4. Une IRM du rachis est réalisée, interprétez-la (*voir page suivante*).

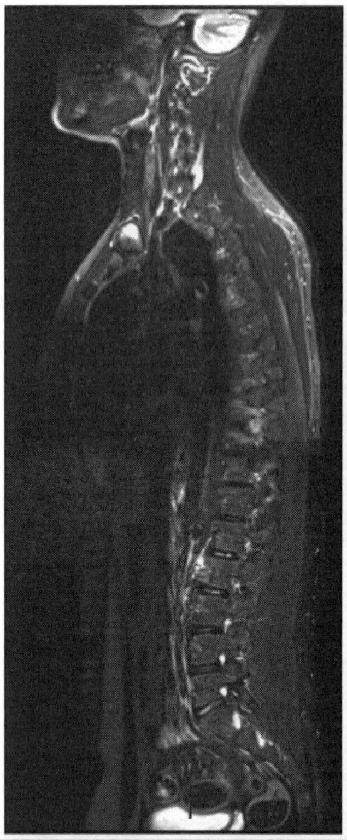

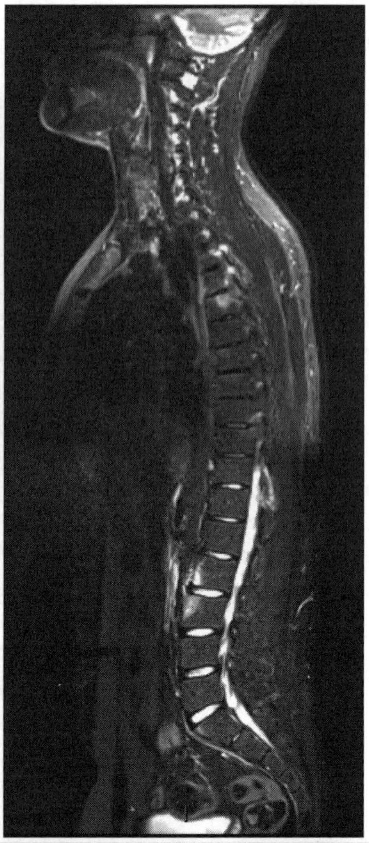

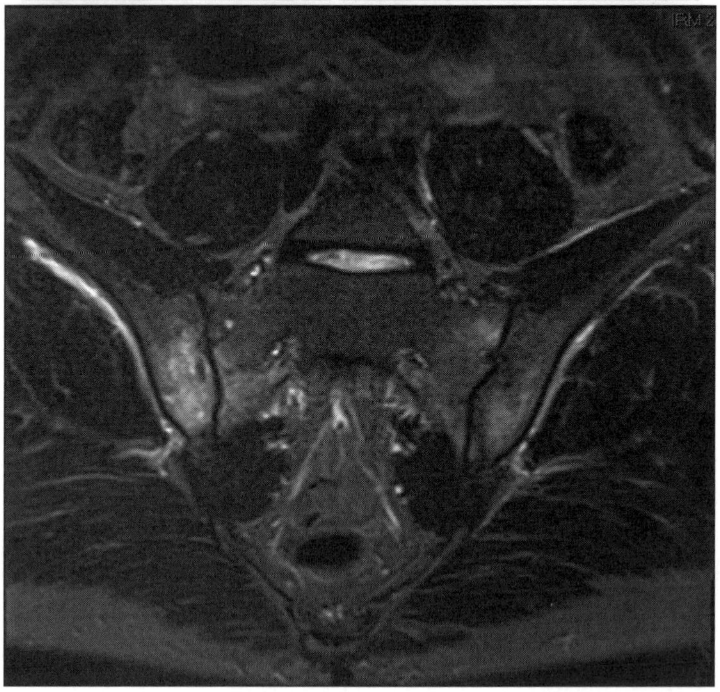

5. Quel est le diagnostic le plus probable ?

6. Que pensez-vous du traitement par anti-inflammatoires au moment de la tendinite d'Achille ?

7. Quelle classe médicamenteuse représenterait un traitement de choix pour ce malade ? Quelles sont les précautions avant la mise en route et les molécules pouvant être utilisées ?

8. Une IDR à la tuberculine 5 unités revient positive à 6 mm. Rappelez les conditions de lecture de ce test. Quelle conduite adoptez-vous vis-à-vis du traitement proposé à la question 7 ?

Première lecture et réflexes

- Poids et taille : calcul de l'IMC.
- AEG : évoquer les néoplasies. Diarrhée associée : recherche de syndrome carentiel, explorations digestives.
- Rachialgies inflammatoires du sujet jeune : évoquer une spondylarthrite (attention aux spondylodiscites).
- Diarrhée chronique associée, évoquer une spondylarthrite liée aux MICI (Crohn ou RCH).
- Altérations des mesures rachidiennes : ankylose.

Réponses

1. Comment expliquez-vous la douleur de l'épaule survenue il y a un an ? *(5)*

- Douleur projetée **d'origine sternoclaviculaire** droite par arthrite sternoclaviculaire (la tuméfaction visualisée à l'examen et l'IRM d'épaule normale vont en ce sens) *5*

2. Commentez la métrologie au rachis. *(10)*

- Distance menton sternum normale = 0 à 1 cm .... *NC*
- Rotations cervicales normales à 90° .... *NC*
- Ampliation thoracique normale à 5 cm *3*
- Shöber normal à 10 + 5 cm *3*
- Distance main-sol normale < 10 cm : .... *NC*
  - au total, raideur et limitation sévère globale du rachis *4*

3. Quelles manœuvres d'examen physique, manquantes dans l'énoncé, pourraient expliquer la douleur fessière gauche ? *(10)*

- Recherche d'atteinte des **sacro-iliaques** .... *NC*
- Nécessité de combiner plusieurs manœuvres : *2*
  - **signe du trépied** : appui sur le sacrum en décubitus ventral *2*
  - **manœuvre d'écartement** (décubitus dorsal) *2*
  - **manœuvre de rapprochement** (décubitus latéral) des sacro-iliaques *2*
  - **tests de cisaillement horizontal et vertical** par appui sur le genou à 90° de flexion *2*
  - appui monopodal, test de Patrick à moins de valeur .... *NC*

4. Une IRM du rachis est réalisée, interprétez-la. *(20)*

- IRM du rachis en entier, 2 coupes sagittales pondérée T2 (LCR blanc) *2*
- Séquence de saturation de graisse STIR (graisse sous-cutanée en hyposignal) : .... *NC*
  - **spondylite antérieure (de Romanus)** *2*
  - hypersignal inflammatoire du **coin antérieur** des vertèbres L2, L3 et S1 .... *3*
  - hypersignal inflammatoire des pédicules à hauteur médiothoracique .... *NC*
  - **arthrite sternoclaviculaire** *3*
- IRM des sacro-iliaques, coupe transversale *2*
- Pondération T2 STIR : .... *NC*
  - hypersignal inflammatoire des 2 berges des 2 sacro-iliaques (***3 pts*** si complet) *3*
  - **sacro-iliite active** *5*

5. Quel est le diagnostic le plus probable ? *(5)*

- **Spondylarthropathie axiale et périphérique associée** à une maladie inflammatoire du tube digestif (Crohn++) *5*

6. Que pensez-vous du traitement par anti-inflammatoires au moment de la tendinite d'Achille ? *(10)*

- Sensibilité des douleurs aux AINS **en moins de 48 h** caractéristiques des spondylarthropathies et élément important du diagnostic *5*
- AINS **à éviter** dans les maladies inflammatoires de l'intestin *5*

7. Quelle classe médicamenteuse représenterait un traitement de choix pour ce malade ? Quelles sont les précautions avant la mise en route et les molécules pouvant être utilisées ? *(20)*

- **Anticorps anti-TNF alpha** : efficace sur les symptômes digestifs et les symptômes rhumatismaux axiaux et périphériques *2*

Remarque : *le récepteur soluble du TNF etanercept (Enbrel®) n'a pas d'efficacité sur les symptômes digestifs.*

- Précautions :
  - éliminer les contre indications : *2*
    - **tuberculose évolutive (PMZ)** *2*
    - **infection** sévère ou opportuniste *2*
    - insuffisance cardiaque stade 3 ou 4 NYHA *2*
    - allergie ..... *NC*
    - éviter si **maladie démyélinisante** (sclérose en plaques), antécédent de **cancer** récent (< 5 ans) ..... *NC*
  - bilan préthérapeutique : recherche d'infections notamment tuberculose +++ :
    - hémogramme ..... *NC*
    - électrophorèse des protéines sériques ..... *NC*
    - transaminases ..... *NC*
    - sérologies hépatites B et C et, avec accord du patient, sérologie VIH (***2 pts*** si complet) *2*
    - anticorps antinucléaires et, si positifs, anticorps anti-ADN natifs ..... *NC*
    - radiographie de thorax *2*
    - intradermo-réaction à la tuberculine à 5UI (Tubertest®) *4*
    - en fonction de la clinique : panoramique dentaire, radiographies des sinus, ECBU, avis cardiologique ..... *NC*
- Molécules utilisables :
  - infliximab (Remicade®) *1*
  - adalimumab (Humira®) *1*

8. Une IDR à la tuberculine 5 unités revient positive à 6 mm. Rappelez les conditions de lecture de ce test. Quelle conduite adoptez-vous vis-à-vis du traitement proposé à la question 7 ? *(20)*

- Lecture du test tuberculinique :
  - mesure du **plus grand diamètre** de l'**induration palpée** *5*
  - à **48/72 h** *2*
  - éviter chez la **femme enceinte** *1*
  - conseil au patient d'éviter de gratter l'endroit de l'IDR, de passer de l'eau chaude… *2*
- Conduite adoptée pour traitement :
  - IDR considérée comme positive au-dessus de **5 mm** avant traitement immunosuppresseur *3*
  - chimioprophylaxie antituberculeuse *2*
  - association rifampicine + isoniazide 3 mois ou isoniazide seule 9 mois 2 pour un des traitements (***2 pts*** si une des 2 combinaisons de médicaments) *2*
  - pas d'anti-TNF avant au minimum 3 semaines de traitement *3*

Conseils du conférencier

- *Un exemple de dossier avec énoncé exhaustif dans lequel il faut faire le tri.*
- *Ne négligez pas la très riche sémiologie des spondylarthropathies et maitrisez bien les traitements courants de rhumatologie. Ces traitements sont largement prescrits et sujets à de nombreuses complications.*
- *Les principes thérapeutiques d'une spondylarthrite dépendent surtout de la forme :*
  - *axiale : AINS puis anti-TNF alpha ;*
  - *périphérique : AINS puis éventuellement antirhumatismaux (sulfasalazine, méthotrexate) puis anti-TNF alpha.*
- *Cependant, dans les sous-types de spondylarthrite, on évite les AINS dans les MICI, surtout en poussée de maladie.*

››› Référence

Spondylarthrite grave, ALD n° 27, HAS, décembre 2008.

››› Items abordés dans ce dossier

N° 106 – Tuberculose.

N° 118 – Maladie de Crohn et rectocolite hémorragique.

N° 282 – Spondylarthrite ankylosante.

Outils pratiques • D3–D4

Guide pratique de l'ECG

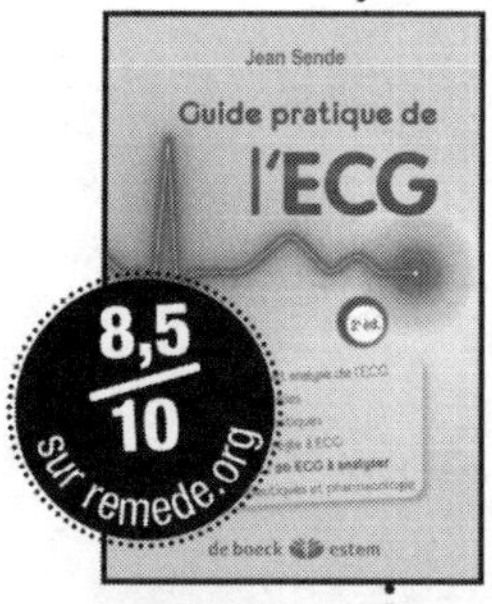

Cet ouvrage est à la fois un guide pratique et simple pour apprendre à lire, interpréter et réaliser des électrocardiogrammes, et un outil d'entraînement efficace avec des ECG à analyser.

2e ÉD. 2009 | 256 P. | 19,90 €
JEAN SENDE

L'intégrale des ECN
en fiches mémo

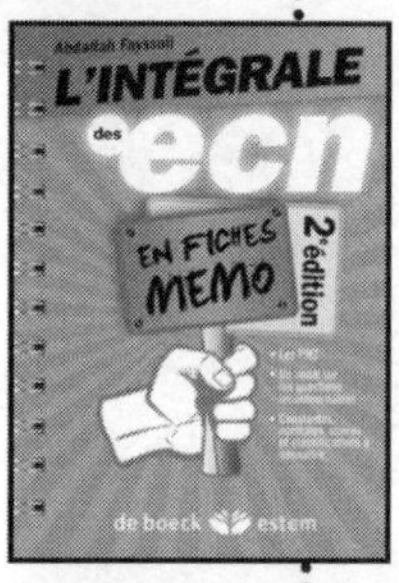

Cet ouvrage, destiné aux étudiants du DCEM, rassemble, en les classant par spécialités, tous les items du programme sous forme de fiches mémo pour une révision efficace en vue des ECN.

2e ÉD. 2011 | 984 P. | 32,00 €
ABDALLAH FAYSSOIL

Réflexes et mots-clés pour les ECN
L'essentiel pour répondre aux cas cliniques

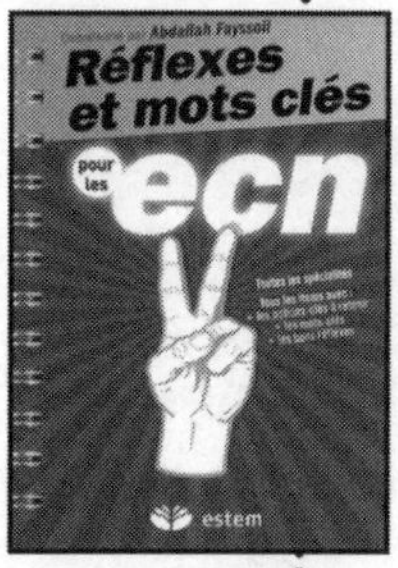

Pour être performant lors des ECN, la résolution des cas cliniques implique pour l'étudiant d'avoir parfaitement intégré un certain nombre de réflexes et mots-clés. Cet ouvrage a été conçu pour l'aider à assimiler ces informations essentielles.

ÉD. 2010 | 872 P. | 29,50 €
SOUS LA COORDINATION D'ABDALLAH FAYSSOIL

Pharmaco aux ECN

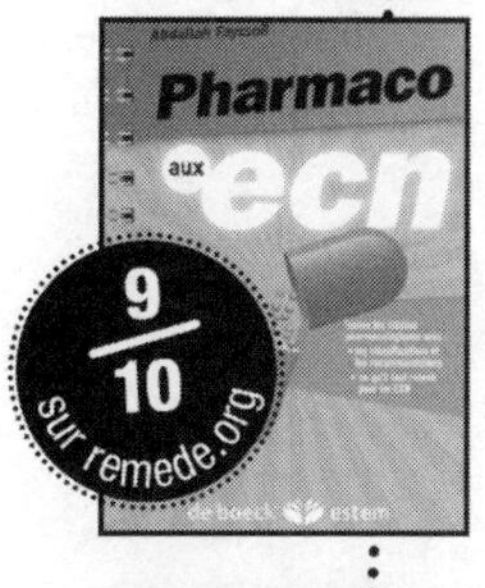

Cet ouvrage présente de manière synthétique tout ce que doit maîtriser l'étudiant en pharmacologie pour les ECN : les classes thérapeutiques et pour chaque pathologie au programme, le traitement et la posologie.

ÉD. 2010 | 184 P. | 14,50 €
ABDALLAH FAYSSOIL

Médi-mémo XL
Mots, astuces et expressions mnémotechniques pour la pratique et les études médicales

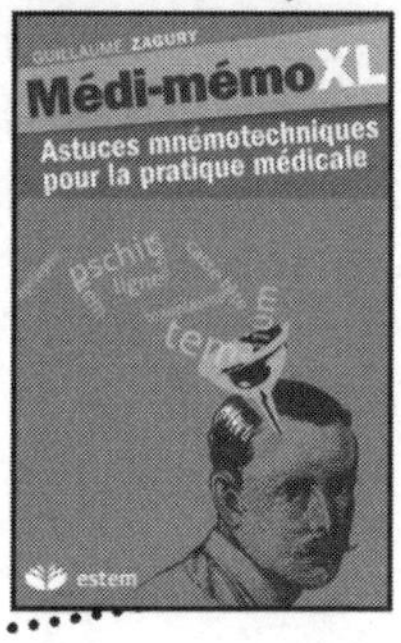

Les astuces mnémotechniques présentées dans cet ouvrage vous permettront d'assimiler efficacement et durablement la somme considérable d'informations requises pour la pratique médicale.

6e ÉD. 2009 | 572 P. | 19,90 €
GUILLAUME ZAGURY

Cours, cas pratiques • D3–D4

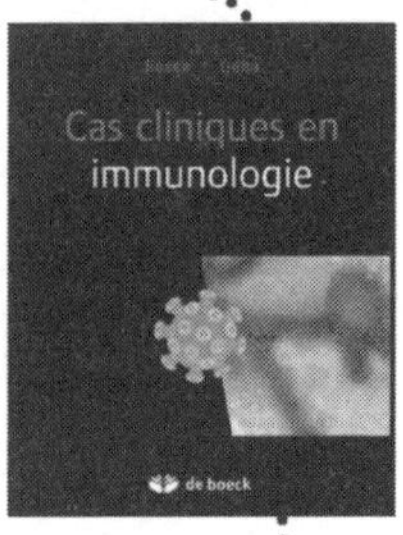

Cas cliniques en immunologie

Une manière originale et motivante d'apprendre l'immunologie : l'étude de cas cliniques.

ÉD. 2010 | 352 P. | 49,00 €
RALF S. GEHA | FRED S. ROSEN | PIERRE L. MASSON

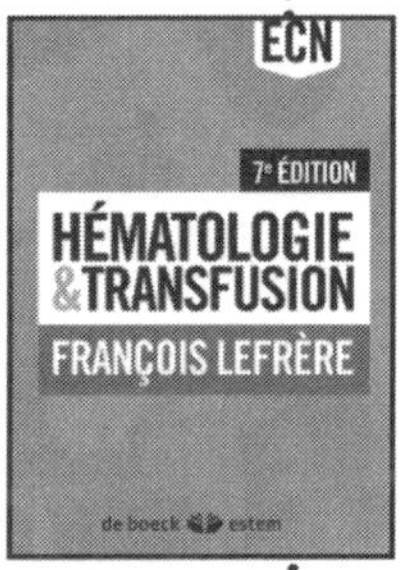

Hématologie et transfusion

Un ouvrage de la collection COLLMED, collection des auteurs de référence du DCEM qui propose des ouvrages de cours classés par spécialités, avec toutes les données nécessaires et suffisantes à la préparation du concours des ECN.

7e ÉD. 2011 | 234 P. | 30,00 €
FRANÇOIS LEFRÈRE

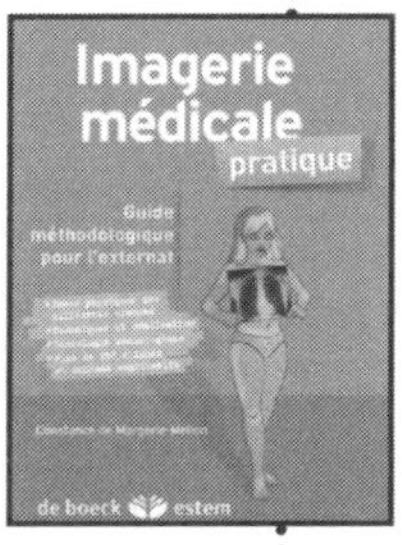

Imagerie médicale pratique
Guide méthodologique pour l'externat

Cet ouvrage est l'outil indispensable pour comprendre et mémoriser toutes les notions incontournables de sémiologie radiologique dans chaque spécialité, sur la base d'imageries normales et pathologiques.

ÉD. 2011 | 528 P. | 35,00 €
CONSTANCE DE MARGERIE-MELLON

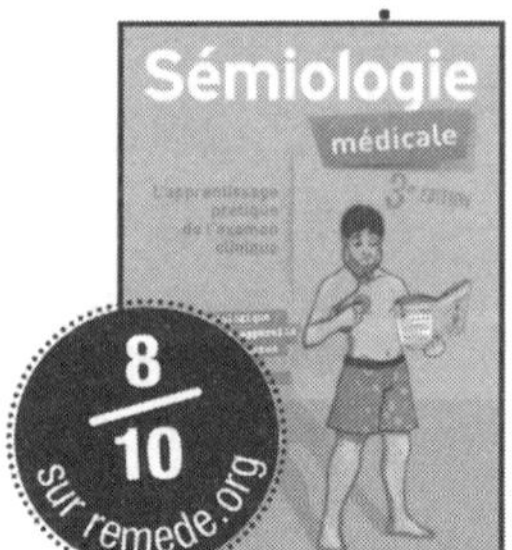

Sémiologie médicale
Apprentissage pratique de l'examen clinique

Cet ouvrage est l'outil indispensable pour comprendre et mémoriser toutes les notions incontournables de sémiologie médicale au fur et à mesure que vous progressez dans vos études.

3e ÉD. 2011 | 528 P. | 28,50 €
BAPTISTE COUSTET

Création de la maquette intérieure : Facompo

Mise en pages

GildaMasset

contact@gildamasset.fr

Achevé d'imprimer en février 2013
par l'imprimerie Jouve
N° d'édition : 13006
Dépôt légal : février 2013

Imprimé en France